JN042591

ちくま新書

認知症そのままでいい

上田 諭
Ueda Satoshi

1584

認知症そのままでいい【目次】

第2章 認知症の人の行動をよみとく 069

第4章　認知症をめぐる難題をときほぐす　167

イラストレーション＝安田みつえ

はじめに

認知症の高齢の母親を3年間介護してきた女性が、ある時こう言われた。

「認知症が治らないってもっと早く知っていたら、こんなにつらくなかったのに」

認知症は、努力さえすればよくなるはずだ。女性はそう思って、母親を少しでもよくしようと叱咤《しった》激励《げきれい》しながら、介護を続けてきた。しかし、毎日の努力と苦労が報われたと思える時はなかった。よくなっていかないばかりか、むしろだんだん物忘れや日々のできないことが増えていくように見えた。3年たって、どんなに努力しても「認知症は治らないもの」だと知った。驚きと無力感で体の力が抜けるようだった。

どうしてもっと早く教えてくれなかったのか。そうだと早く知っていれば、あんなに母親を注意したり、急《せ》かしたり、反省させたりしなくてよかった。もっと割り切って考えることができれば、ずっと楽な気持ちで介護ができたのに。母親ともっといい時間が過ごせたのに。つらかっただろう母親の気持ちも、もっと考えることができたかもしれない――。

この逸話は、私たちが認知症とどう向き合うかという問題に、たくさんのことを投げかけてくる。

・認知症は、本人や周囲の努力で、治るものではないこと。
・よくしようという努力は、不要であること。
・介護する人は、つい思い込みで本人に無理を強いてしまいがちであること。
・治したいという思いが、介護する者、される者双方をつらい状況に追い込むこと。
・治そうとしないことで、介護の時間がより温かいものになるであろうこと。
これらのことは、認知症に向き合う時、まず考えるべきことといえるかもしれない。

もう一つ、この逸話が教える大事なことがある。

よくなってほしいと思いながら、3年もの間、介護の苦労をして報われなかった女性は、さぞやつらい思いだったことであろう。しかし、一番つらかったのはだれだろうか。それは、本人である。病気によって忘れたこと、苦手になったこと、うまくできなくなったことを、日々指摘されて直面させられ、できないことをもっとできるようになりなさいと督励《とくれい》され続けた。母親は認知症になっただけで、何の罪もないのに、である。

私たちが胸に刻むべきことは、一番大切なはずの「介護される人の気持ちを尊重する」ということが、介護者にとっていかに難しいかということである。家族が「治したい」と思うのは、ある意味当然であろう。しかし、その思いや見方から離れ、気持ちを切り替える必要がある。治すことはない、治らなくていいのだ、と心から思えるように気持ちや見方を切り替えてほしい。そして、認知症の人を助け、いたわり、共にできることを考える。

よき介護のスタートラインはそこにある。

本書は、以上のような見方を基調として、一般の人々や医療・介護に関わる人、ひいては社会が、どう認知症に向き合っていくべきかを考えたい。

なお、ここで扱う認知症は、とくに断らない場合、高齢者のアルツハイマー病の軽度〜中等度を対象の中心にしていることをご了解いただきたい。アルツハイマー病以外の認知症や若年の認知症、重症の例にはあてはまらない記述があることをお断りする。

序章

認知症を喜んで受け入れること

†認知症は「特別な病気」ではない

認知症はいま大きな社会問題となっている。予備軍を含めて推定800万人といわれる数の多さと、その急増は必至だという状況がその背景にある。

しかし、この社会問題の捉え方は間違っていないだろうか。どうやって認知症を克《こく》服《ふく》するか、認知症で生じる問題に対しどう対策を立て解決するか。いかに介護の態勢を整えるか。そういう観点ばかりである。これは大きな心得違いである。より大切な問題はそこにはない。

そうではなく、認知症の人を特別視せず「ふつう」の人としていかに社会が迎えるか、認知症の人の気持ちをどうやってみんなが理解できるようにするか、認知症の人の生活をいかに充実させるか。そういう観点をこそ問題にし、悩むべきである。

なぜそう考えるべきか。それは、認知症がもはや限られた人たちの限られた病気ではないからである。厚生労働省研究班の調査（２０１２年）によれば、認知症の年代別人口は85〜89歳では40％、90〜94歳では60％を超える。つまり、この年代になれば、ほぼ２人に１人が認知症である。これを「特別な病気」と捉えることはおかしいではないか。

残念ながら、認知症には根治療法もない。性別や性格などと同様の、高齢に伴って現れる本人の個性、属性と考えたほうがいいのではないか。日本の平均寿命は戦後延び続けて、２０１９年では男性81・４１歳、女性87・４５歳になった。世界一のこの超高齢社会で、今後認知症の人がますます増え続けることは確実である。

長寿になると社会全体がお祝いをする。ところが、長寿に伴って生じてくる認知症という現象には、ネガティブな捉え方をし困った問題だという目でみる。こんなおかしなことがあるだろうか。ほんの10〜15年前はまだ一部の人の限られた病にみえた。

その時はそれでもよかっただろう。しかし、もはや年をとればだれにも訪れる可能性が非常に高いのである。それを思えば、10〜15年前の古くて現状に合わない見方を捨てて、認知症を社会が歓迎し、肯定的《こうていてき》にみるべきである。認知症になったら、「これで確実に長寿の仲間入りです」とお祝いしてもいいくらいである。冗談ではない。あまりに否定的に悲惨な現象と捉える傾向をみているとそう言いたくなってくるのである。それとも、困った厄介者《やっかいもの》の高齢者があふれる社会にしたいというのであろうか。それを決めるのは、社会に生きる人々の見方、意識である。

認知症を肯定する視点からものを考える新聞・テレビなどのマスメディア、インターネットメディア、自治体はいまだ少ない。私たち認知症に関わる専門職はどうだろうか。医師、看護師、介護福祉士、介護士、ケアマネージャー（介護支援専門員）、精神保健福祉士、さらには介護福祉施設事業者、自治体の高齢者福祉担当者ら、認知症の人に関わるさまざまな立場の「プロ」が、社会やメディアの心得違いの見方や報道に影響されてしまっていないか。認知症の家族や周囲で介護に携わる人たちは、メディアや専門職の言葉と態度に大きく影響されてしまう。医師や看護師、ケアマネージャーのひと言ひと言が、介護をする人たちの認知症の人への言動を左右するのである。

†堂々と認知症になれる社会へ

もともと日本の社会は、「ボケた老人」を地域社会でありのままに受け入れていたのではないか。道を間違えふらふらしている老人をみたら声をかけて案内し、意味の不明な会話をする老人がいても適度に受け答えして会話に付き合い、家に間違って入ってくる人がいてもそれなりの態度で迎えてお茶を出す、というような敬意と寛容さをもった近隣の社会がたしかにあった。その人たちを尊敬することはあっても「迷惑」という人は少なかった。

約40年前、全国の調査で、ある地域だけが認知症（当時は「痴呆《ちほう》」）が少ないことが注目された。島根県の隠岐《おき》の島《しま》である。何か秘密があるのかと原因を調べたら、他の地域で「痴呆」だといって問題にしている行動を、島の人たちは高齢者の当然の振る舞いだと受け止め問題視していなかったことがわかった。そのために、痴呆の数として統計に上がってこなかったのだ。

大事なのは、周囲と社会の受け止めなのである。社会が自然なこととして進んで受け入れていれば、それは「問題」ではなく、ましてや「迷惑」などにはならない。

ところが、日本の高齢化が徐々に現れ、核家族化、都市化が進むにつれて、高齢に伴って自然に起こるはずの認知症は「問題」化されるようになった。さらに勢いづけたのが、本書でも言及する小説『恍惚《こうこつ》の人』(有吉佐和子作、1972年)の影響である。認知症は恥ずかしいこと、認知症になってはいけない、早くみつけて根治しないといけない、という意識がその後日本中に広がった。昔はどこにでもあった高齢者への敬意と寛容、弱者へのいたわりの気持ちはどうなったのだろうか。

認知症医療の第一人者、長谷川和夫《はせがわかずお》さんが2017年10月、88歳で自分が認知症であることを公表された。長谷川さんは50年ほど前、認知症かどうかを調べる簡易検査である「長谷川式簡易知能評価スケール」を考案した医師で、このスケールの改訂版はいまも日本中で(アジア各国でも)盛んに使われている。長谷川さんは、『ボクはやっと認知症のことがわかった　自らも認知症になった専門医が、日本人に伝えたい遺言』(KADOKAWA、2019年)を出版。ベストセラーになっている。

著書のなかで長谷川さんは、「認知症になっても「人」であるのに変わりはないこと、この長寿時代には誰もが向き合って生きていくものだ」と言われる。さらにこれまで通り、「その人中心のケア」と「認知症になっても安心して暮らせる社会づくり」が大切だと訴えている。認知症を高齢が自然に招くものとして受容し、悲観しない。認知症専門医としての、また人としてのその姿勢に敬服する。

高齢の人たちには堂々と何の遠慮もなく認知症になっていただきたいと思う。そして、それができる社会こそ私たちが目指すべき目標である。

本書では、認知症をそのまま受け入れ、認知症とともに生きるという立ち位置から論じていきたい。私が専門医として医療に携わってきた経験を踏まえ、あるべき見方や知るべきことを考えていきたいと思う。本書が、「迷惑」「絶望」といった認知症に関わる否定的な思考を少しでも減らすきっかけとなればと願っている。

第1章

認知症の大誤解

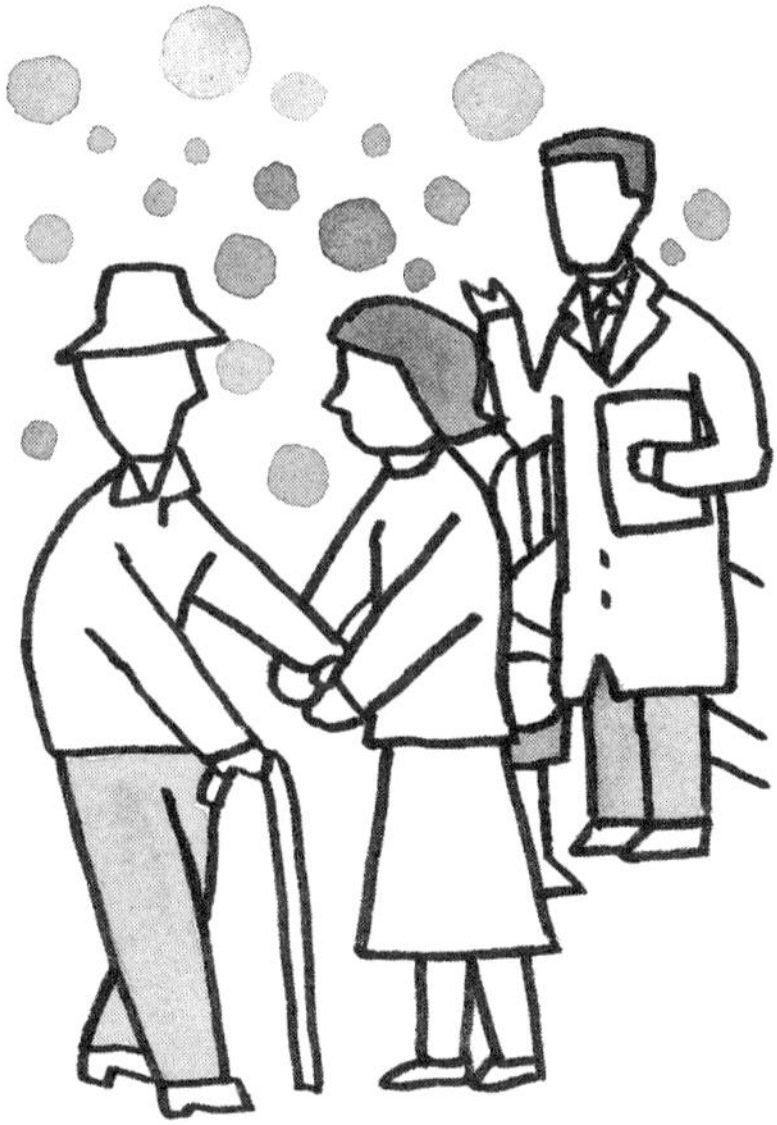

この章では、認知症にまつわる誤解について、専門医の私の視点で、どのような点から「誤って」いるのかを順にみていきたいと思う。このような誤解が、人々の心のなかに、「認知症とはこういうものだ」という先入観として知らず知らず刷り込まれていることも多い。認知症に対する否定的なイメージを払拭《ふっしょく》し、正しく理解するためにも、それらを一つ一つ確認していきたい。

1 認知症は予防できない、治らない

†よくしようという発想は無用

認知症を予防しよう、なんとかよくしよう、治そう、という声が世間にはあふれている。これはとんでもない誤解である。さらにこの間違いが、認知症を社会の「敵」にし、克服すべき「悪」にしてしまっていることは、もっと大きな問題というほかな

い。

現代の医学では、認知症には根治療法がない。すなわち、認知症は治らないのである。さらには確実な予防法もない。そのことを誰もがまずわきまえなければいけない。すべての認知症の治療、介護、対応は、これを心構えの出発点にすべきなのである。

ところが現状はそうなっていない。治るとか特効薬があると思っている人たちは少なくないし、「治る」「よくなった」という宣伝文句の本や雑誌、メディア報道に出合うことはしょっちゅうである。

認知症専門医もまた、治らないという事実を知っていながら、それと向き合おうとしていない。「いい薬がありますよ」とか「少しでもよくしましょう」などという患者家族への声掛けをよく聞くが、そのような治療態度には根拠がなく、家族や本人を惑わし誤った方向へ導くものというしかなく、無責任のそしりを免《まぬか》れない。治療の期待をもてるような「いい薬」などないし、「よくなる」ということはあってもごく一時的であり、かつ非常にまれなことだからである。

治らないからこそ認知症なのである。大きく改善したり治ったりしたらそれは認知症とは呼ばない。これは医学的定義である。治らないというのは、やや難しい言葉を使うと、「不可逆（性）」ということになる。アルツハイマー病などの認知症を定義すれば、「後天的に生じた不可逆性の認知機能低下」である。通常の高齢で生じる認知症では、ここに「進行性の（認知機能低下）」という言葉がつく（年齢に関係なく、事故による脳損傷後などには、その後進行はしないいろいろな程度の認知機能低下もあり得るが、ここでは触れない）。

こんな治療をしたら認知症が治ったとか、ある食べ物（や習慣）を続けたら格段に認知症が改善した、などという話がメディアに登場することがあるが、それが本当だとしたら、それはもともと認知症ではなかった、認知症という診断自体が間違っていた、ということである。

よくしよう、治そう、という発想自体が無用である、意味がないということをぜひ知っていただきたい。治らないし、不可逆性であるとは、そんなに恐ろしい病気なのかと感じられるだろうか。そんなことはない。

不可逆性は私たちのすぐ身近にある。私たちの過ごしている時間は戻ることがない。

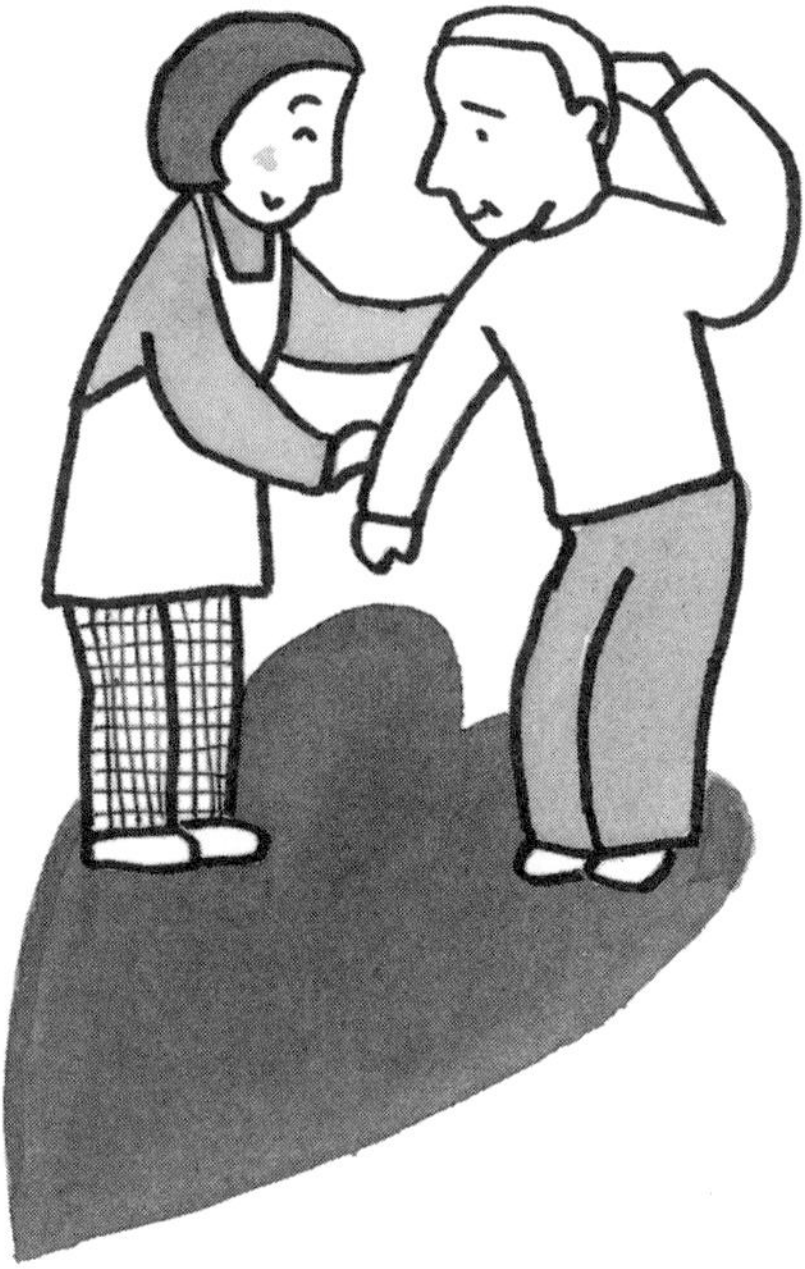

時間の不可逆性とともに私たちはみな生きている。典型的なのは、戻すことのできない時間が過ぎれば加齢が生じること、つまり老化である。これは万人誰にも避けようがなく、かつ永遠に続く。それをむやみに恐れてもしょうがないし、過度に恐れる人もまれであろう。

中年以降になれば、数年前にはすらすらできていた作業（運動や仕事）ができなくなった、などということは日常茶飯事といってよい。体力や各種の能力は、歳月とともに徐々に低下していくことが自然であり、それを受け入れつつその変化に合わせて生活する。誰もがふつうにしていることではないか。

認知症はまさにその一つ、老化とともに訪れる現象といえるのである。その証拠に、50年前には認知症（当時は痴呆《ちほう》と呼んでいた）は、社会でほとんど問題になっていなかった。平均寿命は現在より15歳ほども短くて、認知症になる人は非常に少なかったからである。認知症は、医学や福祉の目覚ましい向上によって人々の寿命が延びた結果、多くみられるようになった。つまりは長寿に伴ってやってきた現象なのである。

†認知症の危険因子とは

多くの病気には危険因子（リスクファクター）というものがある。危険因子とは、病気を引き寄せる要因で、逆に言えばこれに気を付ければその病気になりにくい、というものだ。例えば、消化器のがんでは、飲酒や喫煙が一般にこれにあたる。では認知症の危険因子とは何か。

よく言われるのは、糖尿病、高血圧、運動不足である。ただ、これらは主に脳梗塞《のうこうそく》や脳出血後に生じる血管性認知症（認知症全体の1〜2割）には重要な危険因子であるが、認知症のなかでもっとも多いアルツハイマー病（アルツハイマー型認知症）では典型的ではない。とくに運動は、認知症予防に効果があるといわれることが多い。たしかにそれを示唆する研究論文も少なくない。しかし逆に、数多くの研究で運動をしても予防効果がなかったという立派な研究もある。明らかな証拠は定まっていない。

実は認知症には、もっと決定的な危険因子がある。それは先ほど述べた加齢、すなわち歳をとることなのである。そのことを厚労省研究班の統計（2012年）が端的に示している。60〜64歳では数％だった認知症の人の比率は、80〜84歳では20％、85〜89歳では40％、90〜94歳では60％と上がっていく。85歳以上の年代なら、ほぼ2人に1人が認知症といえるのである。

これを「病気」と呼ぶのが適当なのか、そんな疑問すら湧いてくる。むしろ老化現象の一つあるいは性別や性格などその人の個性、属性とみるほうが正しいのではないかとさえ思える。日本の平均寿命は戦後延び続けて、2019年では男性81・41歳、女性87・45歳になったことは、先に述べた通りだ。世界一のこの超高齢社会で、今後認知症の人がますます増え続けることは確実である。

もし、この危険因子を取り除こうとするなら、長寿を避けなければいけなくなる。これは大きな社会的矛盾である。そんな矛盾を生じるような考え方、意識こそおかしいと問われなければいけない。世界に誇る現代日本の長寿は、社会と医学が獲得した大きな福音《ふくいん》である。

長寿を礼賛《らいさん》するなら、認知症も祝福しないと理屈に合わない。それが難しいなら、せめて社会全体が認知症の人を肯定し、歓迎の気持ちで迎え入れるべきなのである。

それには、まずこの社会に住む一人ひとりの認知症への見方、意識が変わらなければいけない。

現在の社会やメディアは、認知症をあまりにも否定的に捉えすぎている。その結果が、「予防」や「早期発見」という掛け声である。人々もまた、それに飛びつく傾向がある。認知症を恐れず、それが自分であっても他人であっても従容《しょうよう》として受け入れる社会であってほしい。

†認知症の前段階で食い止められる?

軽度認知障害(mild cognitive impairment: MCI)という医学的に定義した状態がある。認知症ではないが、生活に支障のない程度の記憶障害など認知機能低下がある、というものだ。これが認知症予備軍といって数百万人いるとされている。

ただ、MCIと診断された人すべてが認知症に移行するわけではない。当初の知見では、1年後に10~15%の人が、また4年間では50%の人がアルツハイマー病になるといわれていたが、その後、2~3割は認知症に移行せず、むしろ回復することが報告されるなど、MCIの人がたどる経過は確実なデータがあるとはいえない。回復するということを考えると、MCIと診断された時点で本当に病的な認知機能低下状態だったのか、体調や気分の不良などで一時的に認知機能が低下していただけではないか、という疑問も生じる。

いずれにせよ、ここで大事なことは、MCIのうちどういう人が認知症に移行し、どういう人が移行しないのか、はわかっていないということである。

†認知症への進展を抑えられる？

さらには、MCIと診断されても認知症に移行するのを防ぐ確かな方法はない。早めに認知症の薬を飲めばいいのではないか、と考える人も多いだろう。しかし、現在出ている抗認知症薬がMCIに効果がないことは世界中の医者や研究者の間で一致した見解となっている。

薬以外の対処法として、緑黄色野菜や魚などの栄養をとること、運動をすること、知的活動をすることなどが認知症への進展予防に「効果のある」方法といわれているが、もちろん確実に食い止められるわけではない。むしろこれらは、高齢者が心身ともに健康的な生活を送るために心がける基本的ことがらと考えるべきではないか。それをことさら認知症にならないために、などという必要があるのか。認知症を否定的に問題視して捉える社会の視点の方がより問題だと私は考える。認知症に移行しない確実な方法などは存在しないし、どんな対処をしても移行する人はするのである。

中年の新聞記者が仕事上の物忘れをきっかけに認知症に対するトレーニングをすることを書いた本（山本朋史著『ボケてたまるか！ 62歳記者認知症早期治療実体験ルポ』朝日新聞出版、2014年）が話題になった。仕事でしたミスを気にして大学病院の物忘れ専門外来へ駆け込んだ著者は、認知症ではないが「軽度認知障害（MCI）」で数年後に認知症になる可能性があると診断された。日常的に起きるミスがすべて「障害」のせいだと気になり、時間を割《さ》いていろいろな認知トレーニングに取り組み始めた。そのなかには運動のトレーニングもあり、苦痛に顔をゆがめて取り組む著者の写真も出ている。

†加齢による脳機能の低下は必然

気持ちはわからないではない。しかし、先述したようにMCIの人がすべて認知症に移行するわけではない。むしろ、短期間（1～3年）では移行しない人の方が多い。もちろん歳をとっていくことは認知症に対する最大の「危険因子」であるのだから、高齢者が4歳以上加齢すれば、MCIであろうがなかろうが、認知症へのリスクは自然と高まる。つまり、MCIであっても（MCIでなくても、であるが）認知症になるかどうかなどだれにもわからない。

もともと認知症など無縁だったのに、体調や気分の具合で一過性のMCI類似状態だったところから通常の状態に戻っただけかもしれないし、これから何年かたてば認知症になるかもしれない。

中高年の人についていえば、加齢で認知症になりやすくなるのは私を含めて誰だって同じである。それを止めることはできない。前掲書の著者の行動は、「認知症恐怖症」とでもいうべき社会のムードの影響に流されてはいないだろうか。この本のネットでのレビュー（感想）に、「これだけの文章をつくれる人が軽度認知障害だとすれば、私はもう認知症患者じゃないかと更に自信をなくしてしまう」と書き込んだ人がいた。

中年になれば、仕事の能率が落ち、若い時にはなかったポカも多くなるのは自然なことだ。正常範囲の年齢相応な脳機能低下である。それをすぐに認知症につなげて恐れるような風潮こそが、問題なのである。私がもしこの著者の主治医なら、こんな診断など気にせずに、仕事や好きなことに変わらず打ち込んでほしいと話す。それこそが、あなたの人生を輝かせることになるはずです、と。

†政府「減らす目標」の愚かしさ

認知症を減らすための数値目標なるものが2019年5月に政府から発表され、メディアに大きく取り上げられた。70歳代での認知症の人の数を、2025年までの6年間で6％減少させるというものだ。これを、認知症に関する国家戦略となる認知症対策の「大綱《たいこう》」に新しく盛り込むとされた。会見で根本匠《ねもとたくみ》厚労相（当時）は「十分実現可能な目標」と語っていたという。

この報道を耳にした時、私は何かの間違いではないか、エイプリルフールのニュースではないかと一瞬頭をよぎるほどだった。報道内容は、あり得ない話だからである。これまで述べてきたように、大部分の認知症は、医学的になぜ起こるのか原因は明らかではない。それゆえ、根治療法はなく確かな予防法もない。それをどうやって減らすというのか。政府の専門家の方々は世界が驚く予防法の大発見でもしたというのだろうか。

報道によれば、運動不足解消の活動や保健師らの健康相談、予防の取り組みガイドライン作成などを通じて削減を目指すのだという。これまで「大綱」では認知症の人との「共生」を柱にしていたが、今後は「予防」との2本柱にするという。

奇妙でおかしなことである。医学的に予防法はないのに、予防を柱にするという。幻想やイメージだけに頼って、政策を決めているとしか思えない。

予防策の一つとして具体的に言葉にあがった「運動」についていえば、現時点の医学的常識では、認知症の予防とはならないことがわかっている。2018年1月に米国で発表された世界の医学論文の大規模データ分析で、運動の予防効果には医学的根拠がないとされた。2019年には、運動不足は認知症の危険因子（病気を引き寄せる要因）とはいえないという英国の大規模研究も発表された。認知症を避けようと運動不足を目のかたきにしても仕方ないということである。

ところが現実には全国で「介護予防」「認知症予防」の名目で、体操や歩行など運動が盛んに奨励されている。定期的な「教室」を催している地域も少なくない。たしかに、掛け声の一つである「介護予防」つまり筋力低下の防止や転倒防止、身体的健康の維持には効果がある。そのためにはどんどんやってもらえばよい。しかし、認知症予防には効果がない。認知症になりたくないから、ではなく、認知症でもいいので歩行できる身体でいたいから、と思って運動をすればよいのである。

認知症予防に医学的根拠がないのはわかっているのに、なぜ削減の数値目標などというものを政府は出してしまったのか。それは、認知症対策についての大綱の柱として「共生」をうたいながら、認知症の人を尊重し「そのままでよい」と認める思想が、政府の人々の中にないからではないか。

高齢になれば、だれもが認知症になる可能性がある。それが理解されているのだろうか。超高齢社会となって、その可能性はますます増えている。だとすれば、予防ではなくその備えこそ第一に重要ではないか。

†認知症は「ふつう」、認知症でないことが「特殊」と考えよう

認知症にならないための方策を医学的根拠が乏《とぼ》しいままに掲げ、減らす目標数値を世間に公表するのは、「認知症になってはいけない」「認知症は予防しなければいけない」という思想が根底にあるからであろう。これらがさらに推し進められれば、「予防の努力をしていない人が認知症になる」というメッセージになりかねない。

だれもが認知症になってよい。高齢になれば、顔にしわが増えるのと同じように、どんな人でもなる可能性がある。90歳を過ぎたら、認知症の人の比率が認知症でない人を上回る。超高齢の年代では、認知症が「ふつう」、認知症でないことが「特殊」なのである。もし認知症になったとしても、悲観したり卑下《ひげ》したりする必要はない。健常な人と同様に、堂々と生きていけばいい。世の中の人々がそう感じ、互いを思い

やって暮らす社会を作っていく。それが政府の目指すべき目標でなくてはいけない。その姿勢がいまの政府には欠けている、あるいは足りないというしかない。

今回のことで、社会の成熟を感じさせる動きもあった。認知症の削減目標の報道後、新聞社が懸念と批判を提示したのだ。朝日新聞は、社説で「認知症に対する否定的なイメージを、助長しかねないと懸念する声がある」「予防に努めれば認知症にならないかのような印象を与える目標の打ち出し方は問題」（2019年5月21日付）と書いた。これまで認知症について否定的なイメージを多く繰り出してきた大新聞に、明らかな進歩の跡がみえた。

認知症の人たちで作る当事者団体も、「認知症になる人は予防の努力が足りないからだ」という間違った考えから新たな偏見が生まれかねないと批判の声をあげた。与党内からも疑問視する声が出たという。

結局、同年6月になって、「認知症削減の数値目標」は撤回に追い込まれた。朝日新聞（2019年6月5日付）の記事によれば、厚労相は「予防の取り組みは、認知症の人の尊厳を守り、共生の議論の上で進めることが大前提」と述べたという。

根拠なく、できもしない予防策をもとにした目標の愚《おろ》かさに政府が本当に気づいたのだとすれば、遅すぎることではあるが、それも社会の進歩の一端といえるのかもしれない。

†アミロイド撃退薬への過剰な期待は禁物

認知症に対する社会の関心はとても大きいので、例えば次のような話を講演ですると、とても驚かれる。「アルツハイマー病を代表として認知症の原因はわかっていないので、確かな予防法も根治療法もありません」。さらに最近、一般の聴衆の方から「脳にたまるアミロイドたんぱくが原因とわかったとテレビでやっていた。アミロイドをなくす薬がもうすぐできると聞いた」と、時々反論を受けるようになった。

このテレビの情報は、半分正しく、半分間違っている。

アミロイド、正確にはアミロイドベータたんぱく（以下アミロイドと略）は認知症の人の脳に蓄積する物質だ。かつては、アルツハイマー病の人の脳に沈着するものとして、老人斑《ろうじんはん》と呼ばれる物質が知られていた。認知症研究者が、亡くなった患者の脳を解剖して調べることによってみつけたものだ。この老人斑の実体が、アミロイドという異常たんぱくだった。

一時は、アミロイドがアルツハイマー病の主な原因で、アミロイドをなくせば認知症を治せると、世界中の研究者がわき立った。アミロイドをなくす薬の研究も世界中で始まった。講演で反論された聴衆の方がみたテレビ番組は、おそらくそれを取り上げたのだろう。しかし現在の医学界は、すでにアミロイドが主な原因だという見方はなくなってしまった。

テレビやメディアはどうしても人々の関心を引く情報に飛びついてしまう。その時の期待の高まりのままに、いまだ確定的でない事実まで報じてしまう。それを一般の人々が信じてしまうと、過剰に期待を抱かされ、結局はぬか喜びに終わることになる。当時からの研究で「アミロイドをなくす薬」の開発も続いているのは間違いないが、それが認知症を「治す」薬になるわけではない。

†「アミロイド原因説」は、もう古い

アミロイドがアルツハイマー病の主たる原因だと叫ばれるようになって、アミロイドの脳への蓄積の程度をみることができる画像装置が開発された。PET（ペット）という装置である。身体各部にがんがないかをみつける全身PETを行う人間ドックがあるが、これは同じPETを用いて脳のアミロイド沈着をみられるようにした「アミロイドPET」である。アミロイドが多くたまっている人（アミロイド陽性者）は、脳内が赤く染まって映り、赤く染まらない陰性者と区別できる。特別な検査装置なので、まだ国内で備えている病院や研究所は少ない。

当初は、このアミロイドPETが陽性ならアルツハイマー病だと診断できると考えられていた。ところが、実際に臨床場面で用いてみると、ほとんど認知機能の低下がない高齢者でも赤く染まる人が何人も出てきた。これは、近い将来アルツハイマー病になる予測を表すのではないかとも考えられたが、その後数年しても認知症にならない人も少なくなかった。

2015年に世界の研究結果をまとめた論文で、その謎がわかった。アルツハイマー病の人は、40～90歳までほとんどの人がアミロイド陽性であった一方で、約1900人の正常な人を調べると、年齢が上がるにしたがって陽性になる人の率が上昇していた。90歳では、アルツハイマー病の人も健常な人も、陽性率にはわずかしか差がなかった。つまり、認知機能が正常な人でも年齢を重ねればアミロイドが脳にたまるということがわかったのだ。さらには、認知症になる人では、発症する20～30年前の正常な年代（40～50歳）からアミロイドがたまり始めることも明らかになった。

アミロイドPETでの認知症診断は参考程度にすぎなくなり、同時に「アミロイドが認知症の主な原因」という考え方も修正を余儀なくされた。2015年ころの国際学会ではすでに研究者らのアミロイド熱は急速に冷めつつあり、「アミロイドは原因のごく一部だ。本当の原因はわからないが、加齢（歳をとること）が要因なのは間違いない」という言い方になっていた。

†抗アミロイド薬の現在地

アミロイドが原因とされていた当時の確信に支えられ、脳でアミロイドが合成できないようにしたり、できたアミロイドを減らしたりする薬の開発が世界で多数進められた。しかし、そのほとんどがうまくいかず中断してしまった。

かろうじて1種類の薬が承認される見通しになった。アミロイドがたまり始めてはいるがまだ少なめの人に投与する薬で、認知症の発症を遅らせ、発症後の進行を緩和させることを狙っている。認知症になってから改善させるのは不可能、という現代医学の限界はそのままだ（ちなみに本章で後述するが、現在流通している抗認知症薬も最大の効果が「現状を悪くせず維持する」である）。

アミロイドPETで陽性（アミロイドがたまっている）だが認知機能の低下はわずかで、生活や仕事上は問題のない人（前述した「軽度認知障害」である）と、ごく軽度の認知症の人が対象になる見込みだ。将来認知症になる可能性はあるが、まだ認知症でない、すなわち病気でない人も対象とする「薬」ということになる。

通常、薬とはなんらかの病気をもった人が服用するものだ。病気でない人が予防のために服用するなら、感染症予防で行うワクチン接種に近い「予防薬」というものになるのかもしれない。認知症は、アミロイドに関する限り、前述のように、発症する30年くらい前からたまり出す。発症してからでは改善させられないのだから、発症前の人も対象に含む特殊な「薬」になる。

薬がもし承認されたとしても、発売には課題は多い。アミロイドがたまっている正常対象者をどうやって確実にみつけるのか。アミロイドPET装置は国内にまだ少なく、血液検査でみつける方法が検討されているが、いまだ見通しは立っていない。また、生活や仕事に支障はなくて、ごく軽度に認知障害のある人をどう見極めるのか。逆に、「認知症発症を食い止められる」という楽観的な効果予想だけがやみくもに伝わると、薬の希望者が急増して医療費がまかなえない。さらには、「認知症を発症する時期が遅くなった」「認知症が軽くすんだ」という期待される効果の判定も難しい。

２０２１年６月、この新薬が米国で承認された。これで日本でも年内承認の可能性が出てきた。いま述べた懸念のほか、月１回点滴での投与で年６００万円という費用の問題など、実際に用いるには壁がいくつもある。

この新薬に注目はしても、過剰な期待はできない。認知症が治らない病気であることに変わりはない。だからこそ、治さなくてよい、いまのあなたでいい、と受け入れたい。

2 早期発見しても治す薬はない

†何のための早期発見か

あるベテランの介護士から言われたことがある。

「認知症を疑ったら早く医者に行くようにとどんな本にも書いてある。それで本当に幸せになれるんですか？　診断して認知機能を悪くしない薬（抗認知症薬）を出すだけ。それに、医者は平気でアルツハイマーだと口にする。本人がショックを受けているのも気づいていない。認知症の人は、ふつうの人以上に自分がどうみられるかに敏《びん》感《かん》なのです。そんなこともわからずに専門家ですか？」

真っ当な鋭い指摘であった。

この言葉は、現在の認知症医療の問題点を言い当てていた。

それは、「早期発見、早期介入」の意義、抗認知症薬服用のメリットとデメリット、患者の心情に対する医師の鈍感《どんかん》さ（認識のなさ）、この三つの問題への問いかけである。高齢のアルツハイマー病を主な対象として、その問題を考えたい。

†「早くみつけて治そう」ではなく、「発見後にどうするか」が重要

認知症の「早期発見、早期介入」の啓発が盛んに行われている。アルツハイマー病を代表とする認知症を早くみつけて、治療介入を早く始めよう、というわけである。しかし、この掛け声には大きな落とし穴がある。それは、早期にみつけたら治るかのような誤解を与えていることである。一般的ながんなどの治療とは異なり、認知症は早くみつけて薬を飲んだら改善する、ということはない。発見が遅くなったら、回復

が手遅れになるということもない。現在のところ根治療法はないからである。

根治療法がない、治らない、ということを自覚したうえでの「早期発見」であるなら、まだよい。しかし現在の状況は、社会も家族も「早くみつけて軽くしよう、治そう」というムードの中にある。不可能な〝幻想〟を追いかけているようなものである。

そして、「治そう」という気持ちの中には、認知症は困ったことだ、なんとかなくすようにしなければいけない、という否定的な見方や願望が必ず入り込んでいる。そこに大きな問題がある。この願望はかなえられることはないからである。願えば願うほど、それが結果的にかなわない挫折が繰り返される。認知症の人には「治れ」という圧力がかかり続け、傷つくことばかりが増えていく。介護者にとっても、本人にとっても、非常に不幸なことである。

「軽くしたい、治したい」という見方や願望は、ある意味自然な思いといえるかもしれない。しかし、それを抱いていいのは医学研究者（研究医）だけである。30年後、50年後の認知症根治薬の開発を夢みて、主に研究室や実験室で研究している医者たちに任せておけばよい。いまだ認知症の根治療法のめどさえみえない現状で、患者を日々診療する医者（臨床医）や一般の人たちが抱いても何も益はない。有害でさえある。社会のムードがそれを許してしまっているのである。

「早期発見」を叫ぶなら、発見後にどうするか、の目標をはっきりさせないといけない。その目標は決して、効果のあいまいな薬物治療につなげることではない。

認知症を早期発見する本当の目標や意義とは、周囲が「治らないということを早期に知る」ということにほかならない。そのうえで、治そうとせず、治らなくてよい、そのままでよい、という態度で本人に接することである。そして、本人の不安な思い、うまくできなくなった生活のつまずきを理解し、「慰め、助け、共にする」姿勢をもつことである。

ただ、記憶能力など生活上の言動に異変がみられたときには、早期の受診を避けるべきではない。身体的異常に原因がある「治る認知症状態」の可能性もあるからである。第3章で詳しく述べるが、これは本当の認知症とは異なり、劇的に回復する場合がある。

†抗認知症薬の効果の限界

「早期発見、早期介入」の掛け声とともに必ず登場するのが、主にアルツハイマー病に対する効能をうたった抗認知症薬である。抗認知症薬は、認知症のうちアルツハイマー病（Alzheimer disease；AD）とレビー小体型認知症（dementia with Lewy bodies；DLB。後に詳述）に対して使ってよいとされる。4種類の薬が現在出ており、コリン分解酵素阻害薬に分類されるドネペジル（商品名アリセプト）、ガランタミン（同レミニール）、リバスチグミン（同リバスタッチパッチ、イクセロンパッチ＝ともに貼付剤）と、NMDA受容体拮抗薬であるメマンチン（同メマリー）であり、レビー小体型認知症に適応があるのはドネペジルだけである。基本的に、このうちのどれかを選んで低用量から処方し、増量する。

効能は、認知症の中核症状について一時的に進行を抑えることである。中核症状とは、近時記憶障害（最近のことを覚えていられない）、見当識障害《けんとうしきしょうがい》（時間場所や人などの認識ができない）、遂行《すいこう》機能障害（家事や仕事を段取りよくできない）、着衣失行（着替えが上手にできない）などのことで、脳の細胞の変性すなわち劣化と脱落により生じる認知症固有の「脳の症状」である。薬の効果があった場合、この進行を通常数か月〜1年半程度、ゆっくりにするか止めるかすることができる。注意したいのは、「改善」は目指していないことである。

この効果はもちろん個人差が大きく、すべての人に現れるわけではない。まったく効果の出ない人もいる。さらにその効果は、見かけ上の進行を抑えているだけで、病気そのものの進行は抑制しない。つまり、飲んでいても効果がなくなったり、何らかの理由で飲めなくなったりしたときには元に戻ってしまうということである。先発の3種類の抗認知症薬（アリセプト、レミニール、イクセロン／リバスタッチ）では吐き気や食欲低下、下痢など消化器系の副作用で服用を続けられない人もある。メマリーでは、眠気やふらつきの副作用に要注意である。また、服用開始して半年〜数年遅れて出てくることが多い副作用に、怒りっぽさや興奮、徘徊《はいかい》がある。認知症が進んだのだと間違われることが多く、十分に注意しなければいけない。

このような「限界」のある薬を処方することが、「早期介入」の柱であるはずがな

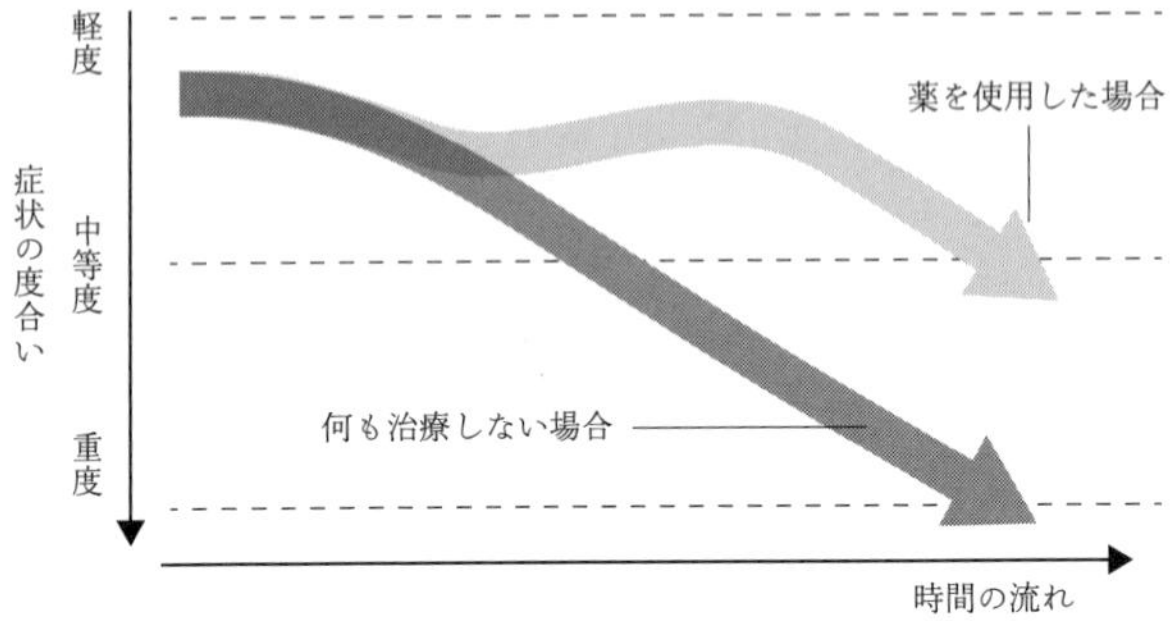

【図】アルツハイマー型認知症の進行のグラフ

い。より大切なことは、認知症の人の生活の充実である。本人が失いつつある自己肯定感（自尊心）や役割を再び得られるような張り合いのある生活を作ることを、まずするべきである。

†東京都発行のパンフレットにも〝幻想〟が

行政もまた、「早期発見、早期介入」の〝幻想〟に踊らされている。東京都は、２０１４年秋に新聞折り込みとして「知って安心　認知症」というパンフレットを配布した。その中には、「早期発見と早期治療が非常に大切です」という言葉とともに、服薬をした時の回復ぶりを表すグラフ（上図）が描かれていた。そのわきには「アルツハイマー型認知症は薬で進行を遅らせることができ、早い段階から使い始めることが効果的だといわれています」と書かれていた。

大きな誤解を与える図と表現である。前述した通り、これはすべての人に当てはまる経過を示したグラフではない。グラフはあくまで理想的な経過を示したもので、製薬会社が宣伝に用いているのと同じものである。それを東京都という公的機関が配布したことは重大な問題である。まったく効果のない人もいれば、副作用で服用できない人もいる。その注釈は、パンフレットになくてはならないものである。私は東京都に、このような図の掲載には大きな問題があることを申し入れた。東京都もそれを認め、パンフレットの図は、私の申し入れた趣旨に沿って修正された。

行政は迷走しがちで、本質を捉えた方向に進んでいるとは思えない。認知症についての講演で全国を回っていると、国が主導する「早期発見、早期介入」の方向が本当に認知症の人のためになるのか、悩んでいる行政担当者に出会うことも少なくない。

†抗認知症薬を保険適用外にしたフランス

いったい抗認知症薬には本当に効果があるのか。効果はいつまで続くのか。どのくらい長く服用する意味があるのか。長期服用で副作用が出ているということはないのか。薬の効果と安全性について、良心的な医師ほど、また真剣に治療を求める当事者ほど、たやすく答えの出ない問いを悩み考えることになる。

この問題をめぐって、2018年6月に大きな動きがあった。

フランス政府(保健省)が、4種類の抗認知症薬について、「効果が不十分」として、同年8月から健康保険での支払いを停止することを発表したのだ。これまで保険診療で低額で買えた抗認知症薬の支払いに、保険を使えなくするということである。薬剤の医学的利益を再評価するフランス政府の委員会は「抗認知症薬には、胃腸や精神面などに与える副作用のリスクに比べて、期待できる効果が十分ない」と評価したのだ。

これに対して、フランスのアルツハイマー協会など患者・家族団体は、抗認知症薬の服用を今後も続けることを当然の前提として、当事者家族の経済的負担が増えることから、「最適なケアの考え方に反している」などと猛反発し、撤回を求めたという。

しかし、もっと本質的な問題は、副作用のリスクを上回る十分な効果について決定的な疑問符がついたことである。政府が決定した意味は非常に重い。

†日本でも異例の承認だった?!

実は抗認知症薬は、日本で薬剤として承認を決定する際にも、効果をめぐり議論が交わされていた。新たな薬剤は、製薬会社が行う効果と安全性についての患者に対する臨床試験（「治験《ちけん》」と呼ばれる）を経て、承認され臨床現場に出る。新薬の承認審査を行っているのが、医薬品医療機器総合機構（以下、機構と略す）という独立行政法人だ。

一般的なやり方は、治験に参加する多数の患者を二つのグループに分け、一つのグループには本物の薬を、もう一つのグループには薬とそっくりの形をしたにせの薬（偽薬）をそれぞれ一定期間飲んでもらう。先入観で効果が変わらないように、患者も薬を出す医師も、それが本物の薬か偽薬かはわからないようにする（二重盲検《もうけん》という方法）。一定期間飲んだ結果、その効果を両グループで比較し、本物の薬を飲んだグループの方が偽薬を飲んだ方よりも統計学的に十分な効果があると証明できれば、薬は承認されることになる（報告された副作用についても別に検討される）。

ところが、機構の評価によれば、現在使われている抗認知症薬の承認時の治験で偽薬グループに比べて改善があったと認められたのは、4種類の薬のうち1種類（ドネペジル）だけであった（なお、この1種類のみ改善度の評価方法が一部異なった）。3種類の薬（ガランタミン、リバスチグミン、メマンチン）は、偽薬グループと比べて改善が統計的に有意ではなく「有効性が検証されたとはいえない」と評価された。

薬として有効性（効果）が証明できなかったのであるから、通常なら承認されないところだ。しかし機構は、「認知症治療薬がきわめて限られており医療ニーズが高い」「海外ではすでに標準治療薬である」ことなどを理由に、承認で問題ないと判断した。承認過程の詳細については、文献（小田陽彦「抗認知症薬の意義」『精神科』2013年）に詳しい。

新薬の承認がこのような非科学的な理由で決められるのは、非常に異例というべきだろう。

認知症に対して処方すべき薬がない時代、待望されていた抗認知症薬は、承認と発売で当事者らに歓迎され一気に処方されるようになった。「認知症にも薬がある」という希望が生まれ、患者・家族も医師も抗認知症薬に頼る傾向が生まれたことは否定できない。やがて、効果の限界に気づかされる。病気そのものの進行を抑える効能はないのだから、当然のことである。薬に期待は禁物であり、それ以前に、「認知症を治さなければ」という意識が問われている。

先に紹介したフランス政府の決定は、認知症治療を「薬にもう頼らない」という宣言ともいえる。政府自らが、認知機能の改善を目標にした薬物治療と決別し、環境や介護対応を改善し、生きやすく楽しみのある生活を作るという非薬物的治療を選択した表明と捉えられるのではないか。

日本をはじめ他の国の社会にどう波及するか、まだわからない。しかし、抗認知症薬について「リスクを上回る効果なし」とした一国の決定は、おそらく影響を与えずにはおかない。薬の効果を見直し、「認知症を治そう」という意識を考え直すきっかけにしたい。

†心情への医師の鈍感さ

この2節の冒頭で、ある介護士が指摘した最後の問題点は、本人のいる前で平気で病名を家族に話してしまったり、本人にとってつらい失敗談をあからさまに家族と話題にしたりする専門医のことである。そういう医師は、認知症の人を「何もわからなくなった人」などと思っているのであろうか。認知症なら、不快な思いをして傷ついてもいいと考えているのであろうか。それとも、デリカシーの極度にない人が治療にあたっているということなのか。これは医師だけでなく、看護・介護職にも共通する問題でもある。

専門医はいったい誰に向かって診療をしているのか。医師だけでなく医療者がまず向き合うべきは、患者がどんな状態にあろうとも常に本人である。それは認知症の人であっても変わりはない。本人をまず尊重する姿勢を持つべきである。その姿勢があれば、「本人は（アルツハイマーだと）聞いてもわからない」などという不遜な発想は出てくるはずがない。

認知症の診療では、家族や介護者からの情報は非常に重要である。本人は正確に事実を覚えていて話すことができないからだ。しかし、それは本人を無視していいということとは違う。本人がどのように思い、感じているか。それを汲《く》み取《と》ることは最低限必要な診療や介護の基本であろう。本人の自尊心を尊重し、本人の心情に配慮した会話をすることも通常の医療の場面なら当然のことであり、認知症でそれが変わるはずはない。

家族の介護の大変さや思いに一定の答えを出し、応じる必要はある。しかし、それだけが診療の中心になっては本末転倒である。第一にみるべきは、本人の不安やつらい思い、居場所のなさや疎外感といった心情である。

自分の記憶力が薄れていく怖さやできていたことがわからなくなる戸惑いの中で、自分はどうしてしまったのかと感じているのが、多くの認知症の人である。そこへ周囲から物忘れを指摘され、注意されると、その不安は大きくふくらむ。自信がなくなり、果たす役割がなくなり、孤独になっていく。病院に行くように勧められ、身をすくめるような不安な気持ちで訪れている。その心情を、家族も医師も推し量らなければばいけない。

3 注意することで記憶はよくならない

†「日付を誤らないこと」がそんなに重要か?

認知症の人を支えるとき、その出発点は、認知症が治らない障害だと認めることである。治すことができないことを受け入れ、治せない障害を持った人を支え、助ける態度を持つことが、ケアや介護の原点になるべきはずである。さらにいえば、治らない障害を持った人の悩みと苦しみを想像し察して、その人が少しでも前向きに生きていけるように力を貸す、あるいは言葉をかけることであろう。

ところが、認知症の人に対しては、それができづらい現実がある。

認知症に関するあるテレビ番組で、認知症の母親に家族が毎朝、「お母さん、今日は何月何日？」と問いかけているという場面があった。母親はいつもうまく答えられない。家族は母親に、その日の日付を毎回教えるのである。

家族の気持ちはよくわかる。日付や曜日、時間の見当識があいまいになっている母親が困らないように、恥をかかないように、毎朝、日付を覚えてもらいたい。朝に話しておけば、少しは覚えておいてくれるだろう。日付を思い起こそうと意識させることで、頭に刺激を与えたいという思いもあるかもしれない。そこには、家族の母親への愛情がみえる。

しかし、本人はどうだろう。

認知症のために、日付を覚えること、思い出すことがだんだん苦手になっている。考えようと努力しても思い出せない。それを毎朝、聞かれる。残念ながら、聞かれることで「学習」してだんだんわかるようになるということはない。それが認知症という治らない障害なのである。むしろ年月とともに障害は進行する。

番組の中で、本人はそのことを手記に書いていた。「毎朝聞かれてとてもつらい。でも我慢している」。家族の自分を思う気持ちがわかるからこそ、いやな顔もせず、できないことを問われるつらさを我慢しているのではないだろうか。

この本人の気持ちにこそ思いを向けたい。認知症になっても、周囲に気を遣わず堂々と、自分の張り合いをみつけて楽しく生活できること、それを目指したい。周囲の人も、認知症の人がそうやって生活できるような接し方をしたい。日付がわからないという見当識障害にとりたてて注目し、それを矯正しようとしたり変えようとしたりして、本人に働きかけをすることは意味がない。しばしば、本人を傷つけるだけに終わってしまう。

もし日付や曜日の間違いを心配するなら、本人にあからさまに聞いて確認するのではなく、日めくりカレンダーやデジタル表示を目にみえるところに置いておくという方法がある。本人が日付がわからず困っていたら、それをさりげなく指し示す。困っていなければ、そのままでよい。本人を傷つけずに、困った時に役に立つ方法を考えたい。

†助け支えるが自然な人の情

治らない障害といっても、それは絶望を意味するわけではない。根治療法のない病気は少なくない。神経疾患としてのパーキンソン病や筋委縮性側索硬化症《きんいしゅくせいそくさくこうかしょう》（ＡＬＳ）などは代表的である。そのような病にかかっても、前向きに闘病生活を送っている人たちは多い。そういう障害を持ちながら、生き生きと幸せに生きている人もいる。

若い人であるが、パラリンピック陸上競技に3回連続出場している谷《たに》（旧姓佐藤）真海《まみ》さん（39歳）もその一人だ。谷さんは、20歳の時に骨肉腫《こつにくしゅ》で右下肢《かし》を切断することになり、死も考えたという。年若い女性にとって、あまりにもつらい現実であったことだろう。しかし、その後彼女は、スポーツに生きる活路を見出し、パラリンピックで活躍し、２０２０年の東京オリンピック招致活動でも大きな働きをした。

招致活動でのスピーチで彼女はこう語っている。「私にとって大切なのは、私が持っているもので、失ったものではない、ということを学びました」。別の場所で彼女は、足を失ったことでよかったこと、を話している。それは、多くの人々の支えを受けられたこと、愛情をたくさんもらったことだと。その結果、今の幸せがあると。もちろん彼女自身の精神力、生きる力の強さは無視できないが、その言葉は真実であろう。その後、結婚、出産もされたという。

谷さんのような治らない障害を持つ人をみたら、だれでもその人を助け、支えようとする。できなくて困っているなら、一緒にやったり手伝ったりする。それは特別なことではなく、まったく自然な「人の情」というものであろう。決して、障害を指摘したり、障害に注目して治すよう言ったりはしない。

すぐにはそれとわからない障害である認知症に対しては、それがなかなかできない。認知症の人に対して、指摘せず、あえて障害に注目せず、支え、助けることは、まったく自然な人の心の働きのはず、なのにである。

できなくさせているものがあるとしたら、その大きな一つは社会の否定的な見方や認知症に対するイメージである。認知症になってはいけない、なったらひどいことになる、介護も大変な労苦だ、という意識が、自然な「人の情」さえおかしくさせてしまっている。谷さんのような骨肉腫という珍しい病気ではなく、高齢になればだれもがなり得る状態であるにもかかわらず、である。

4　認知症の人は明るく、元気である

†アルツハイマー病の人は無気力、無関心か

認知症になると元気がなくなる。無気力でぼーっとしている。そう思っている人が、一般の人たちの中には多い。実はそんなことはない。認知症の約7割を占めるアルツハイマー病の人は、つらいことやいやなことがなければ、明るく、元気である。つまり、一般の人々と変わらない。認知症でない健常な一般人なら、ふだん変わったことがなければ、それなりに明るく、元気だ。元気がなくなり、ぼんやり無気力になるとすれば、体調が悪いか、悩むようなつらい出来事や知らせに遭遇した時であろう。認知症の人だってまったく同じである。いやなこと、不愉快なこと、つらいことがなく、体調が悪いことさえなければ、元気で明るいのがふつうなのである。

ところが、医学の世界にはおかしな「常識」がある。アルツハイマー病の人の大半が、無気力で周囲に無関心だというのである。このような状態を、アパシーと呼んでいる。

アパシーとは、脳のなんらかの障害によって生じる無気力と無関心のことを指す。アルツハイマー病の大半がアパシーを呈すのだという研究結果が世界的に広がっているのである。世界中の医師や研究者が購読する英文医学雑誌に掲載された日本の現状の研究でも、アルツハイマー病の軽度の人の96％がアパシーを呈すという論文（2005年）があり、最近の研究（2017年）でも、75％がアパシーになるという数字が発表されている。

医学の世界も大きな見立て違いをしている。

たしかに、脳梗塞や脳出血の後に認知症が現れる血管性認知症という病気の人はアパシーになりやすい。血管病変によって脳の一部が損傷されてしまったからである。また、人物の幻がみえることが特徴のレビー小体型認知症でも意識の目覚め方が変動することで、ぼんやりしたアパシーのような状態を呈すことがある。前頭葉の機能低下が起きる認知症である前頭側頭型認知症でも、アパシーに相当する気力・活動性低下が起きる。

しかし、以上の認知症を全部合わせても全体の約3割である。残りのほとんどを占めるアルツハイマー病では、脳の梗塞・出血のような損傷は起きないし、よほど重度にならなければ意識の変動も前頭葉障害も起きない。アルツハイマー病は軽度であれば、記憶力に関わる海馬《かいば》という脳の部分の変化が中心で、アパシーを起こすような脳の欠損はよほど重度にならないと起きないからである。

それがなぜ、アパシーが非常に多いということになるのか。それは、表面上の姿を見て研究結果としたからであろう。論文を書く医師や研究者らは、アルツハイマー病の人をみて、その症状を気力がない、無関心だと評価した。その時に、目の前の姿だけをみて判断してしまったのではないか。その数字が、あたかもアルツハイマー病の人の本質や特徴のように捉えられているのである。

†周囲がいやな気持ちにさせていないか

何もなければ明るく元気なはずの人を、無気力で無関心にしているものは何か。それは、周囲の人の関わりや環境である。アルツハイマー病の人で、物忘れや日付間違いを指摘され注意されていやな思いをしていない人、できないことが増えて戸惑い悩まない人はほとんどいない。

やりたいことが自由にできなくなり、自信と居場所を失っていくのが常である。何もしなくていいと放っておかれれば、だらだらと毎日を過ごしてしまう。その姿はたしかに無気力で無関心に見えるだろう。実際は何かをする能力もやる気も残っているのに、それをする場所と役割がなくなってしまっているからである。この「アパシー」は、アルツハイマー病の人の脳の障害なのではなく、元気をなくさせる周囲の環境と、楽しみや張り合いのない生活から生まれた上っ面だけの心理状態なのである。決して、アルツハイマー病の特有の症状ではない。

本人が少しでも能力を発揮でき、人と交流し、張り合いの持てる場を上手に提供できれば、ほとんどのアルツハイマー病の人は生き生きと楽しい時間を過ごすことができる。例えば、デイサービスに通い始めて、自分のやりがいをみつけたり、仲間に感謝されるようになったりして、見違えるように元気で活発になるアルツハイマー病の人は多い。

アルツハイマー病の人が無気力でぼんやりしていたら、この病気に多い症状なのだと思ってしまう前に、周囲の関わり方や対応の仕方が本人をいやな気分にしていないか、日々何か楽しみを持てる生活ができるように周囲が配慮できているか、を問う必要がある。

第2章 認知症の人の行動をよみとく

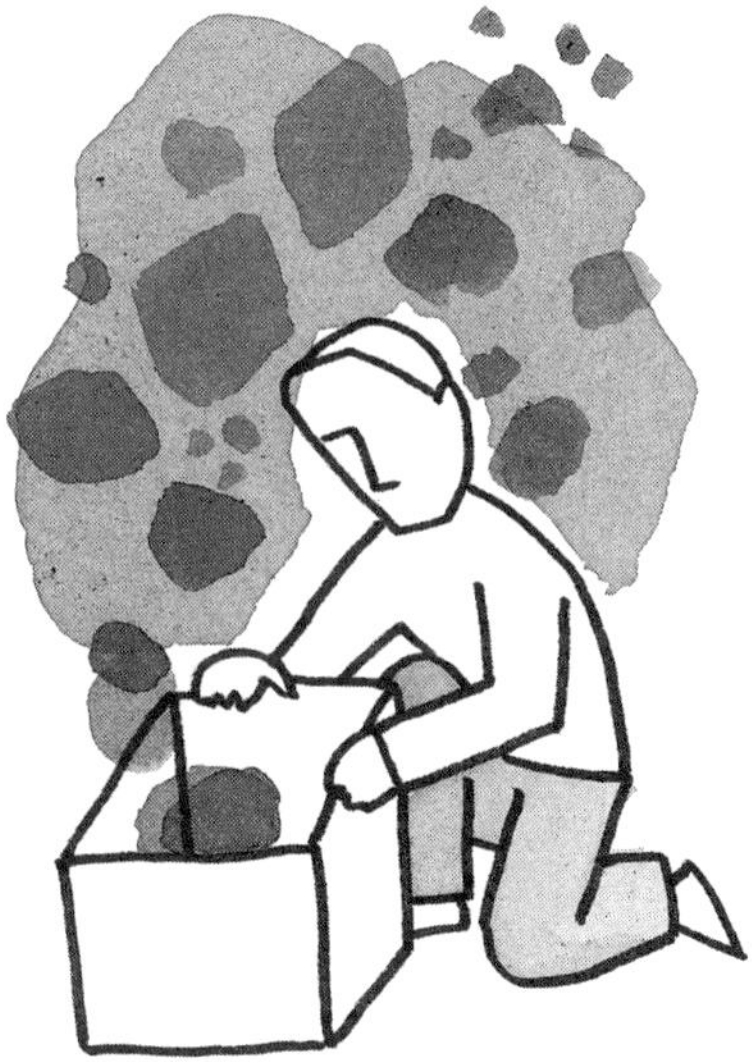

この章では、認知症の人の行動として知られていることについて、その行動の裏にはどのような思いがあるのかをよみといていこうと思う。認知症の人がとる典型的行動として知られているものは、認知症になる前のその人と比べると、時には困惑してしまうような場面もあることだろう。どうしてそのような言動が出てしまうのか、どのような心情からその行動をとっているのかを考えてみると、「認知症に典型的な行動」という見方そのものが先入観に満ちて誤解も含まれることに気づくのである。

1　行動心理症状(BPSD)とは何か

†認知症は心を乱す病でもある

不機嫌で怒りっぽい、暴言を吐く、なんでも拒否する、乱暴になり手が出る、などの言動が認知症で現れることがある。介護する人たちは困惑し、対処に悩むことになる。

これらの言動はかつては周辺症状と呼ばれていた。そこには、認知症（アルツハイマー病）の中核症状（近時記憶障害、見当識《けんとうしき》障害、遂行《すいこう》機能障害、着衣失行など）ではないが必然的に伴う二次的な症状、という意味合いが込められていた。いまは行動心理症状（behavioral and psychological symptoms of dementia；ＢＰＳＤ）と呼び名は変わった。とはいえだれもが、認知症に必ず伴う症状と思い込んでいる。果たしてそうだろうか。

見方を変えれば、その多くは、不適切な周囲の対応や不十分な介護のあり方が生み出したにせの「症状」なのではないのだろうか。

認知症は脳の疾患であるが、脳の働きが乱れる「脳の病」とばかりみるのは適当ではない。もう一つ、心の働きが乱れる「心の病」とみる視点が欠かせない。脳の病は避けられないが、心が乱れる病は防ぎ、よくすることができる。

アルツハイマー病の脳の萎縮《いしゅく》はゆっくり自然に進む。これを止めることはできない。しかし一方、もともと十分に働いている心を病ませる一番の原因は、周囲の言葉であり介護対応であり環境である。

初期の人の心情を重度のそれと捉えていないか

アルツハイマー病の初期は、脳の障害は記憶に関する部位を中心としたごく一部分であり、その他の95％は正常である。周りの人と感情を交流させたり、思いを伝えたりする会話ができることはもちろん、その会話の場での理解力は認知症になる前とほとんど変わらない。そのため、自身の物忘れなど認知上の変化にほとんどの人は気づいている。周囲からどう思われているか、についても一般の人以上に敏感《びんかん》である。だからこそ、傷つきやすい。これは心が正常だからこその反応である。

もちろん重度の認知症になれば、脳機能の高度な低下に伴い、周囲の家族も友人も誰もわからなくなり、最後には心も失われていく。しかし、それまでには通常、発症から10年以上が必要である。その10年をいかに支えるかは、周囲が認知症の人の心をどれほど理解できるかにかかっている。いまの社会やメディアは最初から重度のイメージでしか認知症を捉えない傾向が強い。

じつは後ほど述べるように、周囲の対応や介護のあり方が、非常に多くのケースでBPSDといえるものを生じさせているのである。BPSDにはそれが生まれる理由と背景がある。目の前の認知症の人の言動の変化に驚き、それはBPSDではないかと思ったら、そのレッテルを貼る前に、その人の心と気持ちを考え、自分たちの対応や介護や環境に何か問題はなかったのかと振り返ることこそ、まずすべきことである。

†「問題行動」「困った人」と決めつける前に

認知症の診療をしていて、介護職の言葉に少なからず衝撃を受けることがある。それは一方で、私たち専門医の至らなさ、認識不足の写し鏡となって自分に跳ね返ってくるものでもある。具体的な例をいくつか挙げて考えてみたい。

自宅でもデイサービスでも落ち着きなく訴えが多いという70歳代後半のアルツハイマー病の男性が受診された。難聴はあったが会話も十分でき、デイサービスに通っていることも自覚されていた。好きなことができないとも話された。同伴された娘さんは、本人を前にして「要求ばかり多くて困るんです。注意すると聞こえないフリをするし」と嘆いた。周囲が本人を「困った人」という目で常にみている傾向があることが強く感じられた。私は家族に、その意識が本人を不安にさせ依存的にしているのではないかと指摘した。

デイサービスでも工夫を考えてほしいと思い、診察後にケアマネージャーに電話でお願いすると、「いやな話は聞く耳がなくて難しい人なんです……問題行動がもっと出てきたら先生にすぐお願いします」と返事が来た。

私は落胆で脱力した。介護側の視点でしかない、用語として用いるのは妥当でない「問題行動」という言葉が使われたこと。それが出現した時に医師を頼ればいいという発想。おそらくは、BPSDがひどくなったら医師に薬を出してもらって抑えればよい、という意識なのではないか。あるいは、「どうせ医師にはそういう認識しかないから」と考えて私にそう言ったのかもしれない。いずれにしても悲しいことである。

このケースの場合、難聴で周囲とコミュニケーションがままならない中、本人の望みや思いが伝わらないことが問題の中心にあるのではと思われた。周囲は「困った人」とみる前に、本人が周囲にも言えず困っていることはないのか、それをまず考え

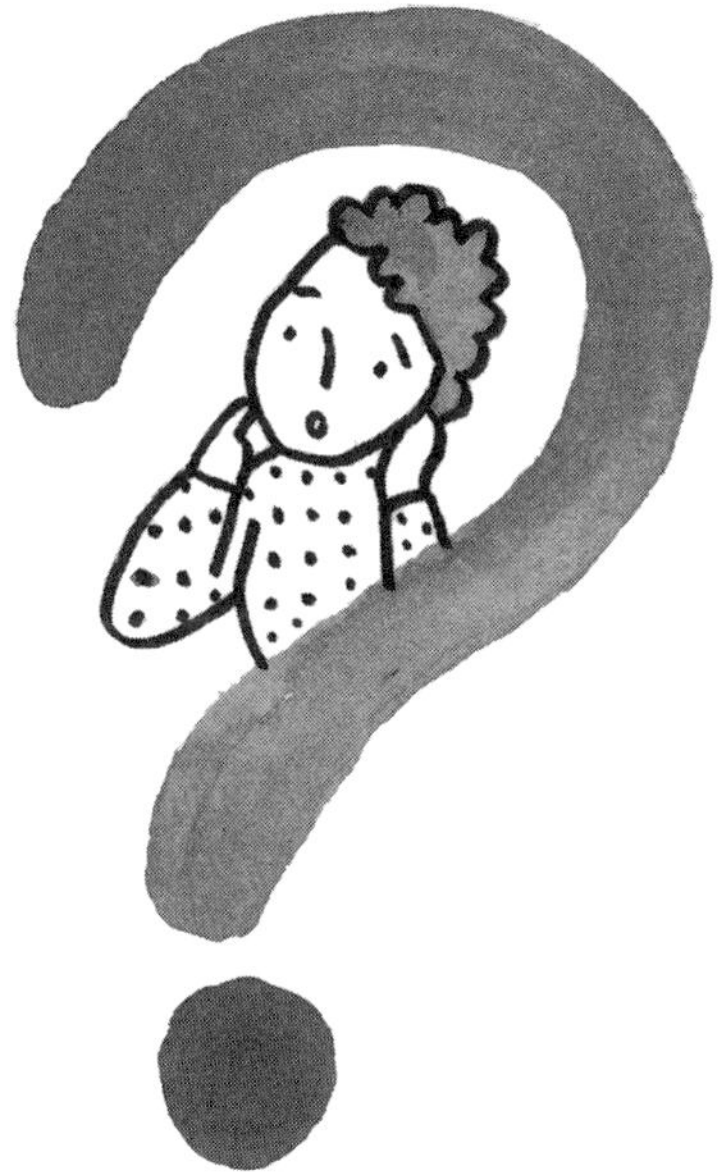

て接したら、関係は変わってくるのではないのだろうか。

日々の「つまずき」に気づいてあげる、それを支える

有料老人ホームに入居している80歳代のアルツハイマー病の女性が、介護士に連れられ受診した。大声で騒ぐのをなんとかしてほしいという依頼だった。きちんと挨拶《あいさつ》し穏やかで、施設にいることを理解しており、住み心地はいいが一人になると寂《さび》しくなり施設の人を呼ぶことがあるとご本人が話された。私は介護士に「大声で騒ぐのは結果なのではないですか。その前やその時に何か原因がありませんか」と聞いた。彼は「それはありません」と即座に答えた。「ずっと騒いでますから」と言う。呆《あき》れてしまった。なぜそう断言できるのか。いかに対応に困っていても、いまこの診察の場面で一定の時間、穏やかな笑顔で礼節をもって過ごすことができる人について、騒ぐ原因が他にないかどうか、考えを巡らせてみるべきではないか。決めつけが過ぎるのではないだろうか。

私は、施設全体としてこの方の行動の理由を考え、穏やかに過ごせる工夫を再度考

えるよう介護士に促した。介護士はきょとんとした顔でそれを聞いていた。そして「安定剤の頓用《とんよう》を出してもらえればいいんですが」と控えめに言った。頓用とは、毎日定期的に飲む薬ではなく、症状が現れたその時だけ飲む薬のことである。私の落胆はさらに激しくなった。ちなみに、彼が挙げた精神安定剤の名称は、安全の点から高齢者には処方すべきでないとされる代表的薬剤（「セルシン」）の名だった。

アルツハイマー病の人は、何も原因がなくても落ち着きがなく訴えが増えるもの、大声で騒ぐもの、と考えているのか。それは大きな思い違いである。一般の人ならまだしも、介護のプロがそう考えているとすれば、それは大きな罪である。

自分の住環境や周囲の状況をわかっている軽度から中等度の人なら、訳もなくやみくもに訴え大声で騒ぐなどということはあり得ない。アルツハイマー病の初期に障害されるのは記憶や遂行機能の領域のみである。周囲が問題と感じる行動が現れたら、それには理由がある。そんな当然のことを、認知症だから、という思い込みがわからなくさせるのである。

『〝理由を探る〟認知症ケア　関わり方が180度変わる本』（メディカルパブリケー

ションズ、2014年）でケアに携わる者の必須の対応と態度を書いたペ・ホス（裵鎬洙）さんは、BPSDをみた時考えるべき「BPSDを生じた理由」として、4つの要因を挙げている。

それは、身体的要因（便秘、空腹など）、心理的要因（寂しさ、気がかりなど）、環境的要因（明るさ、気温など）、個人的要因（好み、こだわりなど）である。そこには、認知症のためという要因はない。

認知症の人は、いくつかの能力が低下して日々「つまずき」を感じている。それを支えるのが認知症ケアの本質である。認知症ケアを「介護の大変さを取り除くこと」と勘違いしていないか、とペ・ホスさんは鋭く衝《つ》いている。

こうした想像力を働かせたケアの工夫がまず行われるべきなのである。行動を抑える薬の使用が検討されたとしても、その後でないとおかしい。薬は鎮静薬として、統合失調症という若い人の精神の病に対して認められた抗精神病薬という種類が用いられることが多い。高齢の認知症患者に投与すると死亡率が1・6倍以上に上昇すると、米国食品医薬品局から警告も出されている薬である。

†脳の障害という視野の狭さを捨てる

前述の2つのケースでもみられるような、BPSDに対して最初から医師に薬で対処してもらおうという介護職の発想は改めてもらいたい。しかし、そんな間違いが生まれた大きな原因の一つは私たち医師の意識と対応にある。

認知症専門医の多くが、BPSDはすべて脳の機能障害によるものだと考えてしまっている。興奮や妄想《もうそう》や徘徊《はいかい》はもちろん、怒りっぽくなった、不機嫌になった、といった小さな変化さえも認知症のせいだと決めつけてしまう。介護している家族や介護職から、困った言動について相談を受けると、その原因や背景を考えることもしない。医師であるにもかかわらず、他の身体的な病気の影響を考えることすら忘れてしまう。

きわめて残念なことだが、医師の成書（教科書）にも、診察室で付き添いの妻に突然大声をあげるなど「焦燥《しょうそう》、興奮が（アルツハイマー病の）初期からしばしばみられる」といった誤った記述が堂々と載っているのである。認知症の言動を脳の障害としかみない一面的な見方が蔓延《まんえん》している証拠である。認知症の人に寄り添ってみている専門医であれば、そのような事態はよほどの原因がない限り起きないことを十分知っている。

本来ならば、「初期から中期にBPSDが生じる時は、周囲の対応や環境や身体的要素に原因があることをまず考えて対処すべきであり、抗精神病薬の投与などは極力避けるべきである」と書かれなければいけない。

医師は、自ら安易に薬を処方しないよう戒《いまし》めるだけでなく、言動を抑えようと薬を要求する一般の人たちや介護職に対しても、対応や環境に再考を促すことを心がけなければいけない。私が経験した二つのケースのような介護職の言葉をなくすには、介護職と専門医が同時に姿勢を正す必要がある。

2 一日中の物探し

†探すものは何か

アルツハイマー病の人はしばしば物探しをする。一見しっかりしていると思われた人が物探しが多くなったことに気づかれ、認知症を疑われることもある。

探す物は、いつも使うわけではないが非常に大切な物、つまり預金通帳や印鑑、健康保険証や保険証書などが多い。さらに物探しが発展して主に介護する人に疑いが向けられることがある。それが「あの人が盗《と》ったに違いない」という思い込みになり、思い込みが修正できないくらいの確信に至ると「物盗られ妄想」と呼ばれる。

周囲が心配になるくらい長時間物探しをして訴えたり慌てたりするアルツハイマー病の人に対し、介護のやり方として勧められる一つの常識は「一緒に探してあげる」である。たしかに、そうすることでアルツハイマー病の人は少し安心し、騒いだりすることも少なくなる。

しかし、それが一番適切な対応なのであろうか。もちろん「またなくしたの？」と呆《あき》れたり、「そんな大事な物をなくして、何やってるんだ！」などと叱責《しっせき》したりすることは本人を傷つけるため論外であるが、「一緒に探す」だけでいいだろうか。時には一緒に探したら大事な物がみつかり、「あーよかった。ありがとう」と安堵と感謝の言葉が聞かれ一件落着となることもあるが、日を置かずにまたすぐ同じ物がなくなってしまうことのほうが多い。

この人が探している物は、本当に預金通帳や印鑑なのだろうか。紛失してしまったことの背景には、記憶障害がある。それは間違いない。大事な物をいつもの場所とは異なる特別な場所にしまおうとして、その場所を忘れてしまったのである。

ここに置いたはずと思うのは、以前からのいつもの場所で、あるはずの物がそこにない。これはアルツハイマー病の中核症状であり、いたし方がない。しかしそれを、ことによっては一日中、みつかるまで何日も探し続けていなければならないような状態こそ、大きな問題であると思われる。

ふだん忙しく仕事をしている若い人だって、いざという時印鑑が必要になり探したらいつもの場所になくて大騒ぎする、ということはある。しかしほどなく（みつかっても見つからなくても）、いつもの生活に戻ることができる。探し物ばかりしているアルツハイマー病の人はそれができなくなっていることこそが問題なのだ。

必死に物探しをする人が本当に探している物は、自分を必要としてくれる生活、あるいは自分の居場所なのではないか。何かで張り合いを感じ、役割を得られる生活をしていれば、物探しにばかり走ることなどしなくてよい。そんな不安が一日中続くことはなくなるはずである。

もしアルツハイマー病の人が、「大事な物がない」と困り顔で訴え慌《あわ》てていたら、紛失した物を探すだけでなく、その人の生活と役割を振り返り、より張り合いのある生活を作ってあげることが必要なのである。

†「ここは私の家じゃない」

娘と二人暮らしの中等度アルツハイマー病の75歳女性は、最近になって一日に何度も「ここは私の家じゃない」と外へ出て行こうとするようになった。家は女性が亡き夫と結婚して50年間ずっと住んでいる場所だった。娘はそのたびに「ここがお母さんの家でしょ」と説得するが、それでも出ようとし、制止しようとすると手を振り払ったりして抵抗した。このため、精神科を受診し相談した。

自宅にいるにもかかわらず「家に帰りたい」と望む。「家」は若い時に住んでいた実家(すでになくなっていることもある)を指していることもあるが、はっきり実体がわからない時もある。このようなケースは中等度から重度のアルツハイマー病の人にみられることが多い。

そのような場合、地域包括支援センターやケアマネージャーなど介護専門職からよく指導されるのは、「出て行こうとするなら無理に止めず、そっとついて歩き、疲れたところで声をかけて自宅に戻る」というものだ。たしかに、このやり方がとてもうまくいく場合もある。

その人たちは、自宅に長くいるうち、自宅を他人の家や自宅ではない別の場所と誤って認識してしまっている可能性が高いと思われる。このようなケースは、とくに夕方、一日の疲れがたまり、覚醒《かくせい》レベルが若干低下し、ぼんやりしてきた時に生じることが多い。「夕暮れ症候群」と呼ばれることもある。

しかし、ここに挙げたケースでは、娘が精神科医師から指導を受けて、止めずについて歩く方法を試みたがうまくいかなかった。夕方にだけ「帰る」というのでもなかった。

†どこに帰りたがっているのか

この人たちの「帰る」は、本当は何を意味しているのか。認知症による場所の間違い（見当識障害または妄想性誤認という）とは違うのではないか。自宅であることはきっとわかっている。本人が言いたいのは、ここが自分の考える「穏やかに暮らせる家」ではないということなのではないか。自分が思い描いてきた望む家に帰りたいと言っているのではないか。

考えなければならないのは、本人が満足できる生活を送れているか、娘は本人の気持ちに寄り添った介護をできているか、二人の関係が良好にいっているか、ということに違いない。

思えば「帰る」という言葉には、温かい居心地のいい場所に向かうという意味が含まれているような気がする。その場所の代表こそ家＝自宅である。過酷で冷たい環境ではなく、まさにそのような「家」に「帰る」と言いたいのではないだろうか。

それを家族はわかってあげてほしい。認知症だからおかしなことを言うと決めつけ、精神科で治してもらおうという考えだとすれば、本人のつらさも家族の悩みもいつまでも変わらない。本人の「おかしな」言動を変えるためには、まず同居する人たちの気持ちと意識を変えてほしいのである。

3 物盗られ妄想

†「私の物を盗った」の奥にある心の叫び

アルツハイマー病の人にみられる「物盗られ妄想」は、置いたりしまったりした場所を忘れて、「大事な物がない」ということが発展して、自分を介護してくれている人が盗んだといって責めるという妄想である。この妄想は、アルツハイマー病の軽度ないし中等度に多く出現するものとして、よく知られている。

一方で、「物盗られ妄想」という言葉は、誤った意味のまま「認知症の妄想」だと思われて一人歩きしているきらいがある。身近な物がなくなりだれかに盗られた、という訴えがあれば「物盗られ妄想」だと考えられる傾向があるが、そうではない。その結果、認知症ではない人がアルツハイマー病だと思い込まれて、他院から紹介されてきたり、周囲から精神科診察を受けるよう促され、連れてこられたりすることがある。

「物盗られ妄想」とは、自分のそばにいる人あるいは身近に出入りしている人が、自分の物を盗ったと思い込む妄想である。同居している嫁や家に来ているヘルパーなどが妄想の対象になるのが典型的だ。つまり認知症の人を一所懸命に世話している人が一番対象になりやすい。世話をしている嫁やヘルパーにとっては、「こんなに本人を思ってやっているのにどうして犯人扱いされなければならないのか」と嘆きたくなる。

しかしこれは、認知症になって、それまで果たしていた役割や人々との交流がなくなり、面倒をみてもらうばかり、世話をされてばかりになった人の複雑な心理と関係があると思われる。もともと面倒見がよく、しっかり者で勝ち気な性格の人に、よりこのような心理が生じやすい。他人の役に立ち喜んでもらうことが生きがいで、他人の世話になることを潔《いさぎよ》しとしない生き方をしてきた人にとって、認知症で他人に頼らざるをえない状況は大きな負い目となり、板ばさみ状態（ジレンマ）に陥《おちい》るのである。

そこから、「自分の生き方をじゃまする相手が悪い」という攻撃性が芽を出すのであろう。以前のように誰かの役に立ちたい、そういう自分の存在を取り戻すための「窮余《きゅうよ》の策」として、攻撃という形の妄想が現れていると考えることができる。そこには、「私に前のように何かさせて」という叫びがある。

妄想の対象は、嫁やヘルパー以外に、それまで仲良く付き合っていた近所の友人というケースもある。認知症になって仲良しの関係が崩《くず》れ、不本意な言葉を相手から受けたり、恥をかかされたりする経験を何度かしたのであろう。相手からみて「劣《おと》った存在」になってしまった自分を取り戻したい気持ちから、「盗った」と責めることで反撃をしていると考えられる。「私を見捨てないで対等に扱って」という叫びが聞こえるようである。

一所懸命に介護をしてきた人には、「犯人」にされることは大きな屈辱《くつじょく》でありショックであろう。本人に対し嫌悪の感情を持つ人もいるだろう。しかしそこで踏みとどまり、本人が他の誰かに喜んでもらえるような役割を持っているか、他人のために役に立つ生きがいを持てる生活になっているか、を考えることは欠かさないようにしたい。それが妄想をなくすための大事な道筋である。物盗られ妄想がすべてこのような心理から生じているわけではないが、認知症の人のやむにやまれぬ心情を察することは、日常のケアで欠かせないことだ。

†認知症でない人の被害妄想

これに対して、誰か知らない人が物を盗んだ、つまり泥棒や空き巣が盗った、あるいはほとんど付き合いのない疎遠な人が盗ったという妄想は、「物盗られ妄想」とは通常呼ばない。これは単に被害妄想である。被害妄想は、認知症でない人にも現れる。

高齢者に多い被害妄想がみられる状態に、妄想性障害がある。「外出している間にだれかが合鍵で家に入って服を盗んだ」「寝ている間に天井裏から入ってきて食べ物を持って行った」など、侵入されて盗難被害にあう、という訴えが典型的である。「犯人」は誰か心当たりがない場合もあれば、付き合いのない疎遠な近隣の人であることもある。盗まれる物は、高価な物でなく、日常で使う身近な物であることも多い。また、置いた物の配置が変わっているだけのことや、いったん盗まれた物がいつの間にか元の場所に戻っていて「返しにやってきた」という訴えが出ることもある。

†孤立・孤独が妄想を招く

こうした「被害」を町内会の誰かに相談したり、警察に訴えたりして、最初は誰もが本当に事実だと思って対応してくれるが、まもなくつじつまの合わない話だと疑われる。「言っていることがおかしい」「認知症なのではないか」という見方をされることになる。

その結果、「物盗られ妄想が出ている。認知症だ」と思われ、町内会の世話役やケアマネージャーなどに連れられて、認知症(物忘れ)外来を訪れる人が多い。しかし、このような人たちは、認知機能検査をすればほぼ満点をとり、記憶や見当識も良好で、妄想のことだけを除けば、生活能力や会話、感情表現、社会的判断力などは正常である。認知症ではない。

妄想性障害のほとんどのケースが独居の女性で、しばしば難聴を伴っている。もともと独身や、長年暮らした夫に先立たれたという状況がある。これが目立った特徴である。たいていは友人や対外的な関わりも少ない人たちだ。難聴がさらに交際や活動の範囲を狭める。

このような社会的孤立がこの障害の大きな背景になっているようだ。高齢になって家族を失い、友人や居場所をなくし、十分な聴力も失った「喪失」体験による精神的反応として、他人が家に侵入し物を盗むという妄想を生じたと考えられる。そこには、他人や社会との関係を無意識に求めて苦悩する高齢者の姿がみえるかのようである。

前述したように、この状態は認知症ではない。生活も自立できている。ただ、このような人たちの中に徐々に記憶障害が現れてきて、アルツハイマー型認知症になっていく人が目立つ。医学的な理由はわかっていないが、認知症の前段階として気を付けることはできる。

4 近しい人を間違える

†不快な感情が「誤認」につながる

いつも一緒にいる家族を別人と間違えるようになったと、認知症を介護する家族から時々訴えられることがある。こんなに身近な人がわからなくなるなんて、認知症が進んでしまった、という受け止めをされることが多い。「人物誤認」という認知症の行動心理症状（BPSD）の一つとして、脳の萎縮や病的な脳の変化によって、わかるべきものがわからなくなった結果だと理解されている。

しかし、これは大きな間違いであることが少なくない。

脳の機能低下でわからなくなるなら、特定の人だけでなく、ほとんどの人をわからなくならなければ変だ。ところが、この訴えがされる時には特定の人だけがわからないことが多い。これは「否認《ひにん》」という心理的な働きである。

「否認」とは、認めたくない事実を、わかっているにもかかわらず、認められないことだ。配偶者であることを認めたくない、娘や息子であることを認めたくない、そのような心の働きが相手の存在をわからなくさせることがあるのである。

これは認知症の人にだけ起こる心理的働きではない。有名なのは、年齢を問わず、死が確実になったがん末期の患者がその事実を知らされた時、「自分が死ぬなんてあるはずがない」「きっと何かの間違いだ」という思いを持つことだ。これは、死を受容する最初の心理的過程の「否認」として知られる（エリザベス・キューブラー・ロス『死ぬ瞬間』原著初版1969年）。

人は、不快なできごとや受け入れたくないことに対して、無意識にそれを認められないということが起きるのである。認知症の人の「否認」は、認知症が直接の原因なのではなく、正常な心の働きの表れなのである。

†息子や孫は間違えないのに、夫だけがわからない

「夫のことがわからなくなる時がある」と、70歳の女性が夫と息子に連れられて受診した。軽度のアルツハイマー型認知症だが、まだ料理など家事は失敗がありながらもなんとかできていた。夫との二人暮らしが長い。

受診時には同伴した家族を本人が正確に紹介できたが、家では時々夫に対して「あなたはだれ？　早く帰ってください」と言い、夫が反論しても、「夫はいま仕事に行っている」などと言う。息子や、息子の嫁、孫のことは間違えることはない。息子に、「お父さんがいない。知らない人が来ている」と日中電話してくる。ただ、わかっている時間のほうが長く、わからなくなっても1、2時間でわかるようになることが常だという。

頭部CTや血液検査、脳波検査などを行ったが、異常所見はなく、アルツハイマー型以外の他の認知症の症状も確認できなかった。

息子さんに話を聞くと、夫は生真面目《きまじめ》で本人の物忘れや料理の手際の悪さなどをよ

く注意し、叱責しているという。夫は「そんなに言っている覚えはないが、しっかりしてほしいと思って」と話す。認知症になるまでは、二人で庭いじりをしたり旅行をしたり一般的にみて仲の良い夫婦であるように思われた。

†自分を叱る夫を認めたくない

アルツハイマー型認知症の軽度の段階で、親しい人がわからなくなることはないし、息子や孫がわかって夫だけがわからないということは、脳機能の低下と考えるのは不自然だ。脳の知覚（＝認知）としてはわかっているが、心理的にそれを認めたくないから、わからなくなっていると考えられた。これは先ほど説明した否認という心の働きである。心理的に厳しい状況に陥れば、誰にでも起こり得る。このケースでは、本人からみれば、次のような気持ちではないかと推察された。

長年、仲良く対等の立場で暮らしてきたにもかかわらず、物忘れや家事の失敗が現れて、夫から叱られることが増えた。自分を前と同じようにどうしてみてくれないのか、前と同じように接してほしい。それなのに、夫は変わってしまった。夫との関係が変わってしまった。寂しくやるせない気持ちのやり場がない。

そのような不快でつらい感情から、「変わってしまった夫を認めたくない」という夫の否認の現象が生まれたのではないだろうか。

診療では夫に対し、介護の苦労をねぎらったうえで、叱責されることで本人が寂しくつらい気持ちになっていること、そのせいでいまのご主人を認めたくない気持ちがあることを話し、本人が間違いや失敗をしてもとりたてて指摘や叱責をせず、以前と同じように優しく、仲良く接するようにしてほしいとお願いした。

夫の理解と努力で、夫を間違えることは大きく減少したのだった。

†レビー小体型認知症、てんかんでも人物誤認が起こる

ただし、人物誤認のすべてが、否認というわけではない。脳の機能低下が主たる要因であることもある。それらの鑑別は欠かせない。

レビー小体型認知症では、幻の人の姿が見える人物幻視とともに人物誤認は特徴的な症状になる。この認知症は多彩な症状を示すことで知られ、これらの精神症状のほ

かに、身体症状として振戦《しんせん》（ふるえ）や筋肉の固さ・こわばりなどのパーキンソン症状（パーキンソン病で典型的にみられる）や、睡眠中の体動やひどい寝言を呈すレム睡眠行動障害、頑固な便秘や立ちくらみなどの自律神経障害が現れやすい。診断にあたっては、これらの精神・身体症状がないかを必ず確認する必要がある。それらを認めれば、レビー小体型認知症による人物誤認の可能性が高まる。

また、てんかんでも発作がけいれんとして出現せず、意識変容として現れて一過性に人物誤認が生じる可能性があり、疑いがあれば脳波検査が必須になる。

ただし、これらの場合でも、原因として脳の問題だけでなく、認知症が始まったことで家族内の人間関係の変化が起こり、それによる本人の心情の動きが影響を与えていることがある。

いずれにしても、認知症を修正しようとし治そうとする態度や対応は、「治れ圧力」として本人を否定することにつながりやすい。それは本人の心情や自尊心を傷つけ、苦しさと悩みを増やしてしまう。そのことを常に忘れないようにしたい。

5　あてもなく歩き回る徘徊

†徘徊とはどんな行動か

認知症の人は徘徊するもの、という見方が世間一般に広がっている。しかし、徘徊とは医学的にいえば「どこともなく意味もなく外出したくなり、歩きまわる。あるいはこれをしばしば繰り返すこと」（『看護大辞典』医学書院、２００２年）であり、認知症の人の中でも、自分がいる場所も身近な人もわからなくなった重症の人の症状なのである。軽症〜中等症の人が何らかの目的を持って歩き迷うのは、徘徊などではない。

２０１４年、認知症の徘徊での行方不明者が多数いることが大きな話題になった。徘徊中の男性が列車にはねられ、ＪＲ東海が賠償請求を遺族に求めた２０１３年の裁判では、介護者である妻と長男が監督責任を問われ約７２０万円の賠償を命じられた

（名古屋地裁判決。最高裁では「家族に監督責任なし」となった。第4章で詳述）。

この事例をきっかけに、テレビや新聞・雑誌メディアはこぞって、地域の見守りや捜索態勢の強化などのサポートを訴え始めた。しかし、こうした社会の議論や主張には大きな問題があるのではないか。

まず、認知症とりわけ徘徊という行動に対する誤解である。さらには、認知症の人の心情と生活を第一に考えるもっとも大切な視点が抜け落ちていることである。

もちろん、すでに行方不明の人たち、いままさに行方不明になりつつある人に対して、捜索や見守り、行方不明防止の対策をとることは重要である。ただそれは、いわば対症療法にすぎない。それだけでは解決にはほど遠い。もっと根本的なことを考える必要がある。

†「なぜ出かけたいのか」を考える

認知症ならだれでも徘徊するわけではない。メディアも社会も、それを安易に結び付けて前提にしてしまっている。前述のように、徘徊とは元来、場所や人がわからなくなる見当識障害が顕著《けんちょ》な人が無目的に歩き回ることを指し、認知症の中でも重度の人だけの症状である。

ところが、いま問題となっている行方不明は、重度の人だけの問題ではない。家族のことも自分の家もわかり会話もできるような中等度レベルの人が、出かけた先で迷いうろうろとしてしまっている状態も、十把《じっぱ》一絡《ひとから》げに「徘徊」としてしまっている。その人たちには、出かける意思があり、なんらかの願望もあったはずであるが、それはまったく議論に上がってこない。これがもう一つのもっと大切な問題につながる。

認知症の人がどんな思いで「徘徊」するのか。日々の生活はどんな風にしているのか。どんな気持ちで暮らしているのか。生活に楽しみや張り合いはあるだろうか。どんな希望や願望があるのだろうか。それらに注目し、本人の心情と生活をみつめることが、まず大切なのである。それを欠いたまま介護者の視点、見守る人々の視点でのみなされる議論は大きな欠陥をはらんでいる。このような社会の態度は、治そうとするばかりで本人の生活への注目に乏しい認知症診療の現状にも通底している。

超高齢社会において、認知症はこれからも増え続ける。高齢者が社会の大きな部分を占めるようになり、その高齢者の多くを認知症の人が占めるようになる。認知症が根絶される見込みがいまだない以上、認知症の本人をもっと尊重して、その心情に耳を傾け生活をみつめる社会でなければならない。求められるべきは、「見守りの強化」などではなく、認知症の人をみる意識と見方を変えることである。

†頼る人の冷たさが「外へ出たい」につながる

「徘徊ばかりして困る」という訴えで、80歳の女性が介護している息子に伴われて私の外来に受診された。女性はアルツハイマー病で行方不明騒ぎを何度か起こしていたが、息子さんのことも自宅のこともわかり、アルツハイマー病の進行の程度はひどくはなく、軽度から中等度であった。

ご本人に話を聞くと、同居している息子のことを「とっても優しい子でね」と自慢し何度も繰り返す。最後になって、「その息子に怒られるんです。びっくりする。私が悪いことして……好いてくれてないんだね」とつぶやいた。そばにいた息子はそれを聞いて思わず、「お母さん、何も言わずに外へ出るのだけやめてほしいんだよ」と語りかけた。

私にはこのような生活が思い浮んだ。女性は物忘れや失敗を、ことあるごとに息子から注意され叱られている。息子はもちろん叱っている意識はなく、母のために「気をつけて」という意味で指摘するが、女性にしてみればそれは叱られ怒られていることになる。息子のことが大好きで話をしたいが、ふだん話をすることもない。他に楽しみや面白いこともない。寂しくつらい気持ちになり、家にいたくなくなり、つい外へ出てしまう。

それが息子の困るという「徘徊」の実態なのではないか。女性の心情と生活の楽しさをもっと考えてあげてほしいのである。

息子に私は語りかけた。「お母さんはあなただけが唯一の頼りなのです。叱られたり怒られたりして居場所がなくなり、つい家を出て行かれるのではないでしょうか？ふだんの声掛けと対応、生活を考え直してくれませんか」と。

†迷い出る人の気持ちに思いを

メディアもまた、認知症の人の外出や徘徊をめぐる報道の姿勢と内容がちぐはぐである。

朝日新聞は、2017年1月16日に「認知症の自分を生きる」という特集記事を一面全体を使って大きく展開した。「認知症になっても「人生終わり」じゃない。そう考える本人同士が集い、地域社会で活動する場が広がってきた」と書き、「主体的に人生を送る人」として、さまざまな認知症の人や活動を取り上げた。

記事の中には、認知症の当事者が「何もわからなくなった人」という偏見にさらされてきたという状況や、当事者らで設立した「日本認知症ワーキンググループ」（藤田和子代表理事）が「「認知症だと外出は危険」という一律の考え方や、過剰な監視や制止は、私たちが生きる力や意欲を著《いちじる》しく蝕《むしば》みます」という内容で厚労省に要望したという動きも盛り込まれていた。ともに、認知症に対する社会の偏見をただすための大切な問題提起であり、新聞メディアの自戒と決意を示しているように読めた。

ところが、そのたった2日前の同紙「天声人語」では、相も変わらぬ介護者視点に偏った記事が載っていた。

「認知症が進み、ふいに家を出てさまよう高齢者――。住所や連絡先を言えない状態で遠方へ迷い出てしまう例があとを絶たない。家族は不安を抱え、片時も休まらない」

この一方的な書き方はなんだろうか。迷い出てしまう人の気持ちはどう考えているのか。認知症の人が、ふだんどんな気持ちで生活を送り、どんな思いで家を出てさまよってしまうのか。そこにまったく思いが及んでいない。

認知症の人は「何もわからなくなった人」と決めつけているようなものである。偏見にこり固まったこのような書き方は、半世紀も前の小説『恍惚《こうこつ》の人』の認知症観と変わっていない（第4章でくわしく述べたい）。偏見をなくそうという特集記事は、いったい何だったのか。

この日の「天声人語」では、徘徊の対策として高齢者の爪にモザイク型読み取りコードの印刷されたシールを貼るというある自治体の取り組みが紹介されていた。コードに携帯電話をかざせば、画面に住所地の市役所の電話番号が現れる仕組みだという。徘徊問題の解決には仕組みづくりが大切だといういつもの論調であった。

迷い出る人がいる以上、もちろんそれも大切だろう。しかし、それを書くなら同時に、「認知症の人はどんな気持ちで家を出るのでしょう。どれほど不安でやるせない気持ちでしょうか。周囲の人たちは、病をもったご本人が楽しく生活できる対応や工夫を十分できているでしょうか」と、なぜ問いかけないのか。それこそが、2日後の記事で紹介された「認知症の自分を生きる」「当事者たちの声に耳を傾け」るを実現することになるのではないか。そのことにまったく気づいていない。

「「認知症だと外出は危険」という一律の考え方や、過剰な監視や制止は、私たちが生きる力や意欲を著しく蝕みます」という「日本認知症ワーキンググループ」の声を、天声人語は聞いているはずだ。聞いているなら、それを踏まえて「天の声」を発してほしい（筆者は以上のことを朝日新聞に投書で伝えた）。

†介護者視点から当事者視点へ

認知症の人の言動は、周囲にとって「問題な行動」「迷惑な行動」にみえることが多い。たしかに、周囲の家族にしてみれば、何度言っても覚えてくれない、同じことを繰り返し訴えられて他のことが何もできない、時には怒りの攻撃を受けて困ることもあるだろう。介護者視点からすれば、それは確かに「問題」かもしれない。

しかし、その行動にはそうせざるを得ない原因があることがほとんどだ。原因は、本人の気持ちになってみなければわからない。本人がいかに悩み、いやな思いをしているか、その心情を想像することが欠かせない。いわば当事者視点である。介護する自分が本人を傷つけるような言動をとり、それが本人の「問題行動」の始まりになっていたかもしれない。本人の気持ちを考えず「認知症だからわからない」とレッテルを貼って一方的に決めつけていないか、振り返りがぜひとも必要なのである。

認知症という困った存在としてでなく、認知症になって心細くやるせない気持ちで不器用にしか行動できない「人」として見て、接する。その切り替えができれば、本人の気持ちが落ち着く対処法も一つ二つと生まれてくるはずである。

第3章 認知症の人を受け入れ、向き合うために

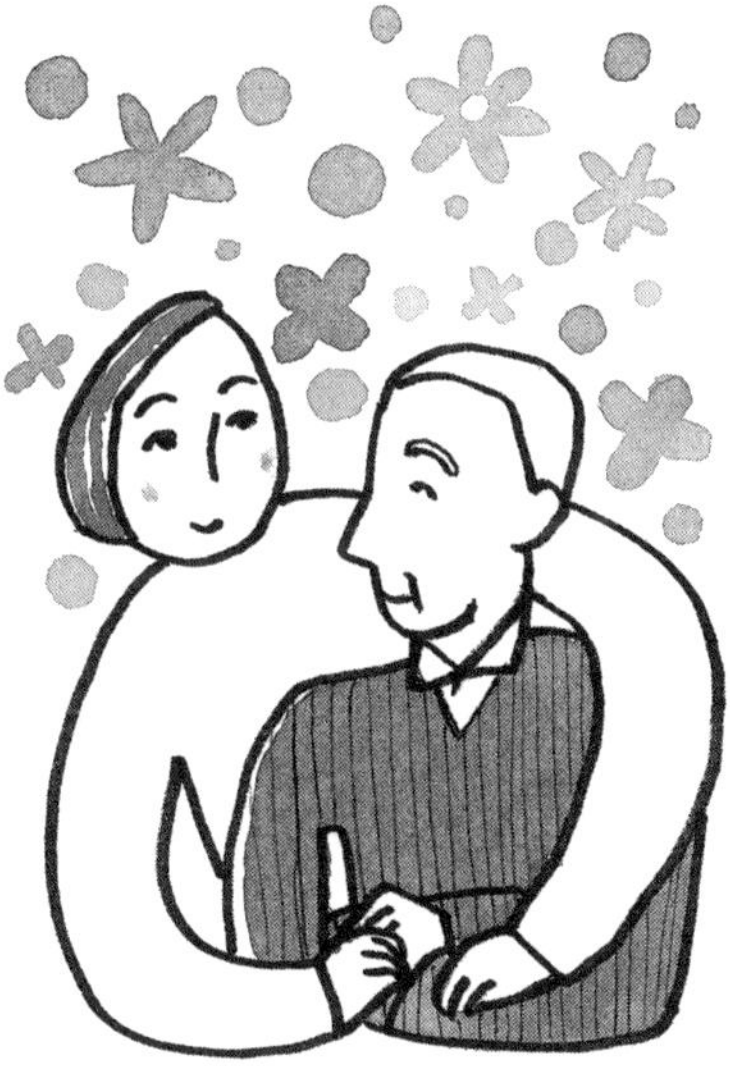

前章では、認知症の本人の心情を想像して接することが、病前とは変わった行動を理解することにつながると述べてきた。それを受けて本章では、認知症の本人を尊重する視点が医療・介護の現場でも重要であることを、残念ながらその理想とかけ離れた実態があることも含めて、考えてみたい。

その際、「認知症なのだから……」と諦《あきら》める気持ちがあるなら、その前に、認知症はだれもがなる可能性があり、孤独で心情の乱れやすい病気であることを思い起こしてほしい。そして「認知症でいい」と受け入れる方向に気持ちを切り替えてほしい。そのうえで、生活をどう工夫できるか、どうしたら認知症の人がその人らしく過ごしていけるかを考えてほしいのである。

1　本人の話を聴く

†看護師を目指す高校生が抱いた違和感

ある夏、看護師を目指すある女子高校生が、総合病院に体験学習に行った。内科病棟勤務の中堅看護師が彼女の指導役だった。一日、その看護師の担当である高齢女性の受け持ちになった。女性は内科疾患で入院していたが、認知症だと看護師から聞いた。

女性は、車椅子に乗り、ナースルームにいた。もう一人、車椅子で同じ部屋にいる高齢男性がいた。ナースルームでは、何人かの看護師があわただしく行き来し、点滴を準備したり、薬を机に並べて確認をしたりしていた。車椅子の女性と男性がいるのは、そのすぐわきだった。時々、看護師たちは「○○さんの血圧みた？」とか「点滴が今日から変わってるから」などと仕事上のやりとりをしている。時には声が大きく聞こえることもあった。

高校生は不思議に思った。なぜ私が受け持った女性は病室ではなく、こんなあわただしい場所にいるのだろうか。車椅子のそばに椅子を置き、女性と向かい合って話をしようとした。自己紹介をして、「お体の調子はいかがですか」と高校生は声をかけた。「調子はとてもいいですよ」と女性が答えた。

隣に車椅子でいる男性が、「ちょっとお姉さん」と声を出す。看護師を呼んでいるようだ。呼ばれた看護師は、「後でねー」と言ったり、返事もなく通り過ぎたりした。男性が立ち上がろうとすると、「ダメよ、座っててね」と近くにいた看護師が制す。

話をしていた女性は、話が一段落すると顔を上げ、「ねえ、部屋に帰りたいんだけど」と看護師に声をかけた。それは女性の担当で、高校生の指導役の看護師だった。「ちょっと待っててねー」と看護師は振り向いて答えたが、すぐにその場からいなくなった。その後も、その看護師がそばを通るたび、女性は声をかけたが、忙しそうな看護師はもう返事をしなかった。

†「ナースルーム看護」の実態

どうしてちゃんと話をしてあげないのだろう。どうして無視して平気なのだろう。部屋に帰れない理由があるなら、きちんと説明してあげればいいのに。それに、同年代と話すようななれなれしい言葉遣いは何だろう。高校生は、とても不審に思った。入院している認知症の人は、きっと不安でいっぱいのはずだ。どうしていいか迷うことも多いだろう。看護師はその不安や迷いを和らげるのが大事な仕事なのではないのだろうか。

車椅子の女性は、話の中で担当の看護師のことも話題にした。「あの看護師さん、とてもよくしてくれるんですよ」。名前までは出てこなかったが、看護師のことがよくわかり、感謝を口にしている。認知症の程度は軽そうにみえる。それなのに、看護師さんたちの対応は一人の人として接していない、と高校生は思った。私が看護師になったら、認知症の人ときちんと向き合って話したい。

高校生がみたナースルームの状況は、少なくない数の病院で日常的にみられる光景だろう。安静の指示を記憶して守ることができず、病室では転落や転倒、「問題行動」を生じる危険がある、という理由から、目の届くナースルームにいてもらう。多くは車椅子であり、患者が複数になることもある。

これはふつうの状況ではない。ナースルームは本来、看護師の「準備・検討作業」

の場である。患者に十全な看護を提供できる準備や申し送りをする、仕事のいわば「裏側」の場である。他の患者の個人名が飛び交い、状態や処置・服薬の内容など個人情報が交換される。患者が常にいるべき場所ではない。もちろん、一人ひとりの患者に、静かな環境でていねいに行うべきケアや看護ができる場所でもない。

病棟の看護師たちは、おそらくそれを十分わかったうえで、やむなく患者を車椅子に乗せ、ナースルームに入れているのである。行動の予測がつかず、部屋に置いておけない。安全な見守りには人手がまったく足りない。タッチセンサー（床に下りると通報される装置）などを使っても間に合わないことが起きる。万一事故が起きたら、取り返しがつかない。でも身体拘束《こうそく》をすることは避けたい。

苦渋《くじゅう》の策が、「ナースルーム看護」となった。看護というより「管理」と呼ぶほうが似つかわしいような状態に、高校生が違和感を抱いたのは至極当然であろう。

高校生は現場の大変さを知らない、どうしようもないことが現場にはある、というのは簡単である。しかし、「どんな患者にも「人」として礼を尽くして接すること」が看護の基本ではないか、と考える高校生の前で、それらの言葉はむなしく響く。も

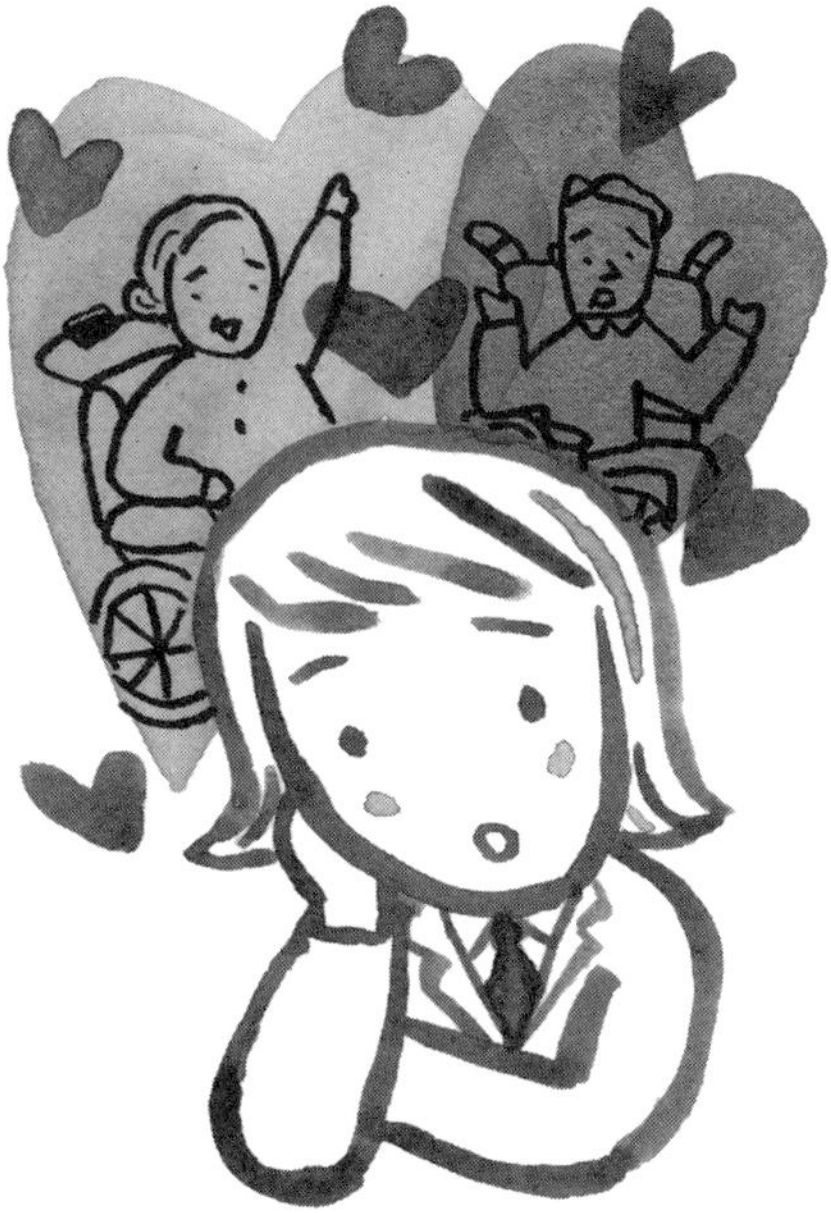

ちろんこれは、看護師個人だけで解決できる問題ではない。増える認知症の人を病棟でどうケアするか、病院全体の工夫と取り組みが欠かせない。個人の努力には限界がある。

ただし、ナースルームにいる目の前の患者に対して、ずっと待たせたり、声かけを無視したり、くだけすぎた言葉遣いをしたりしないことはできる。適切なことではないと知りつつ、視界が届くナースルームにいてもらわざるを得ないという現実があるのは確かだ。理想の看護はすぐにかなえられなくても、目の前の患者にできることはあるはずである。

患者からかけられた声を無視し、どんな言動や心情でも否定することを進んでしたい看護師などいない。看護師を目指す女子高校生の希望を消したくはない。

†「人」にいかに満足を与えたかを問う看護

認知症の人の増加は、病棟看護のあり方に緊急の課題を投げかけている。従来の「手のかかる」一部の患者という見方はもう通用しない。看護の意識を変えるべき時が来ている。意識を変え、工夫をこらし、病院が変わる必要がある。認知症専門の病院の中には、少ないがその意識改革を実行しているところもある。内科・外科系病院や総合病院はこれからである。

効率よく仕事を終えることが正しい看護ではなく、「人」にいかに満足を与えたかを問う看護。自分のやり方と時間配分で提供する看護ではなく、相手の心情と調子に合わせやり方を変えられる看護。「問題を起こす」人とみるのではなく「問題の原因は自分ではないか」と考えられる看護。認知症の人を特別な人としてでなく、ふつうの人として迎え対応するために、それが求められる。

これは病院だけのことではなく、一般の家庭でも同じである。てきぱきと効率よく家事や家のことをこなすことが当たり前になっていないか。家庭に認知症という病をもった人が生まれた時、その当然の意識を切り替えたいのである。認知症のためにできないことが増えてくる。それを当たり前と受け止めてほしい。生活上のミスやうまくできないことに、いちいち驚くのはやめたいのである。それをふつうのことと考え、声をあげずにさりげなく、できないことを助け、一緒にやってあげたいのである。

「問題ばかり起こす人」と頭を悩ませるのではなく、孤独で居場所をなくしている本人の気持ちを少しでも想像し、「問題が起きているのは、私たち周囲の家族の声かけや対応の仕方が本人を傷つけているせいではないのか」と振り返ってほしいのである。周囲の見方や気持ちの切り替えが、本人を孤独から少しでも救い、心情を安定させ、態度もより穏やかにするのは間違いない。多くの家族が陥《おちい》りがちな「悪循環」を、その時断ち切ることができるのである。

†あなたがもし診療を受けたとして……

診療を受ける場面を、認知症の本人の立場を想像して、考えてみたい。

——得も言われぬ不安と緊張で病院の門をくぐる。呼ばれて診察室に入ると、医師から挨拶《あいさつ》され具合をたずねられたので、「どこもなんともない」と答えた。医師はうなずくと、一緒に来た家族の方を向いて、話を始める。家族は私に関する身に覚えのないような出来事をしきりに医師に訴えている。私のことを困った人のように……ひどい。

15分ほどして医師がこちらを向いたと思ったら、検査をするという。今日の日付は、ここの場所は、100引く7は、などと失礼なことを聞いてくる。なぜそんなことをいきなり聞かれなければいけないのか。馬鹿にしないでほしい。わざとわからないフリをしてやった。

終わるとCTスキャン室とかに案内され、頭の写真を撮るそうだ。再び診察室に戻されると、また医師と家族が会話し始める。アルツハイマー、認知症という言葉が耳に入る。

医師はいきなりこちらを向き、「物忘れを悪くしない薬がありますから、飲みましょう」という。家族が「よかった。お母さん、薬を飲めば悪くならないから」と声をかけてくる。私は承諾していない。

診察室を出て、薬局で薬の説明をされた時、私の怒りに火が付いた。「薬は要りません」と薬剤師に宣言した。「先生から処方が出ていますから」「大事なお薬ですから」と何度も繰り返す薬剤師。横から「説明されたでしょ」と口をはさむ家族。私は聞いていないし、納得もしていない。謝る家族に、「忘れてしまわれることがあるので」と話す薬剤師。私は忘れたのではなく、怒っているのだ――。

総合病院の精神科を含め、認知症の専門病院ではこんな診療がいまだに行われている。こんな対応をされたら、あなたならどう思うだろうか。ひどくいやな思いをして、二度と行きたくないと思っても仕方ないのではないだろうか。ところが、その本人の気持ちに気づく家族はほとんどいない。家族の立場が本人の思いを見えなくさせてしまうのである。認知症専門医もまた、同じである。本人を無視して家族と一緒になって本人を追い詰めてどうするのか。

†認知症の本人は何に困っているのか

認知症の人で、自ら治療を望んで本人の意思で受診する人はほとんどいない。たいていは家族に促され、しぶしぶ連れてこられるのである。そういう認知症の人の気持ちを、認知症をみる医療者も受付スタッフも何よりもまず考えていなければいけない。

連れて行く家族にしてみれば、記憶力と日付の覚えが悪くなったことに驚き、心配し、なんとか状況をよくしたい、あるいは困り果てて、ようやく病院に連れて来たという思いであろう。本人が生活上で何度も間違える様子や、うまくできず周囲を困らせる場面、それらを医師にしっかりみつけてもらい、治してもらいたい。そんな思いが強いであろうことは理解できる。しかし、そこに欠けているのは、本人がどんな気持ちでいるのか、と想像することである。何か自分でもおかしいと感じて悩み、周囲に指摘されて困惑している本人の気持ちである。家族がその気持ちに思いをはせることである。最初からできる家族はなかなかいないが、それこそがよりよい円滑な介護の第一歩なのである。

医療者は、家族の気持ちに向かって仕事していないか。なかには、抵抗しながらいやいや来院している人もいる。その人たちの気持ちを慰めることもせず、当たり前のように、いきなり日付や記憶に関する簡単すぎる質問などをしている。そんなことをしたら、認知症の人はますます治療などしたくないという気持ちになってしまう。そのことを理解しているだろうか。受診を納得できず困惑したまま初めて診察室に入ってくる認知症の人。その人より先に、家族の訴えばかりを聞いていて、認知症の人の表情や態度を見逃しているのである。

忘れてはいけない大事なことは、認知症の人は基本的に困っていない、ということである。

これは病識（自分が病気であることの自覚）がないということを言っているのではない。ほとんどの人は物忘れを自覚はしている。日常生活や家事などの段取りが悪くなりあるいは一部できなくなっても、認知症の人自身は、戸惑い、悩みながらもそれはそれとしてなんとかやっていることが多い。とくに認知症が気づかれたばかりの初期のころは、多少は周囲の手を煩《わずら》わすことがあるが、さほど大きな問題にはなることはない。

認知症の本人が困っているとしたら、周囲がそれを「認知症が始まった」とことさら問題視して指摘したり、「治そう」という考えから修正しようとしたり、時には感情的に叱責《しっせき》したりと、これまでと違う言動をとってくることに困っているだけである。自身の不調や問題点に困っているのではなく、周囲からいろいろ言われることに悩み、困っているのである。困ることなんか何もなかった人を困っている人にしているのは、周囲の見方や対応によるものが大きいのだ。

もちろん、本人の脳の衰えが生活でいろいろな変化を生んでその対応に周囲が困っていることはわかる。ただ、それをことさらに指摘したり問題視することで、本人の困惑や悩みはますます大きくなってしまうということである。

認知症専門医が、無理やり受診させられた本人を前に、「困った言動が多くてどうにかならないか」などという家族の訴えを聞いてばかりいたら、本人と家族の溝を決定的なものにしてしまう。困っていなかった人を困った人にすることに、認知症専門医が手を貸してどうする。困っていない人を、ありのまま受け入れることを指導してこそ、認知症の人自身の方を向いて仕事している専門医というものであろう。

家族としても、問題視すればするほど、困った事態がさらに悪化することを認識しなければいけない。本人の孤独や戸惑いの気持ちを想像し、物忘れやできないことを持った存在としてそのままに受け入れる。簡単にはできないことかもしれないが、これがふつうなのだと思い、本人に合わせて生活を進めることを家族の生活の信条にしたいのである。それが本人の感情を安定させ、不安を和らげ、結果として穏やかな家族関係を維持できる生活につながるのである。

†自己肯定感の回復こそを目指して

私たち認知症専門医は、まず認知症の人の顔や表情や態度をきちんとみて、認知症の人の思いを知ろうとすべきである。認知症の人が初めて受診をする時、ほとんどの人には不安そうで緊張した表情がみえる。なかにはあっけらかんと笑顔の明るい人もいるが、表情のどこかに不安が潜《ひそ》んでいる。それは、他の診療科を受診する人たちのような「自分の病気」に対する不安や緊張ではない、自分は病気ではないのに、何を言われるのか、何をされるのか、という不安と緊張である。

自分が不調だから受診したのではない。多くは、家族ら周囲に言われて仕方なく受診しているのである。そこには、「(これから世話になるかもしれない) 息子や娘がそこまで言うなら」「長年連れ添った夫 (あるいは妻) が熱心に勧めるのでむげに断れず」という配慮もあるだろう。さらには、すでに嫁や娘に食事や家事などを任せていれば、「いつも世話になっているのだから、言うことを聞こう (勧めに従おう)」という遠慮の気持ちもあるかもしれない。

認知症臨床でもっとも大切にしたいことは、本人の「自分はこれでよいのだ」と思える自己肯定感を回復することであり、失われつつある自信と役割を取り戻すことである。これは、本来まず家庭内で心がけ成し遂げておきたいことであり、そのためには、これまで述べたように本人をいまのままでよいと認めたいのである。もっとよくなってほしい、もっと穏やかにしていてほしい、と家族が願うのは十分理解できる。しかし、根治療法のない現在、それを実現する一番の近道が、本人をそのままでよいと受け入れることなのである。たやすく成就はできないだろうが、診察の場でもできることがある。それが本人の話に耳を傾け、対話することである。

精神科でいうなら、認知症本人への精神療法である。とくに精神療法などと言わず、単に面接、会話でもよい。これが現在の認知症診療ではなおざりにされがちであることとは大きな問題点である。治療者は、介護者の声ばかりについ耳を傾けがちであるが、治療者の語りかけが本当に必要なのは、認知症の本人である。

認知症が忍び寄る不安、周囲の態度の変化への驚きと怒り、役割と居場所を失っていく恐怖、やがて訪れる自己否定的感情——認知症の人はそれらを感じ、心は大きく揺らぎ、自分の存在すら危うく感じているかもしれない。

まさに精神科医にとっては精神療法の対象のはずである。認知症の人の存在と心情に注目することは、現状の認知症診療で一番欠けていることなのではないだろうか。

すべての医療の基本は、患者さんの訴えに耳を傾けることである。どんな気持ちで来院したのか、調子が悪いと感じるところはどこか、ふだんの生活はどんな風にしているのか、不満や望みはないか。それを聞かずに診療が始まるわけがない。さらに、これまでの人生で力を注いだ出来事と生きがい、楽しみや趣味を聞き、いま張り合いを感じていることはあるか、寂しいと思うことはないか、などこれまでといまの生活や心情を聞きたい。

どこもなんでもない、と取り繕《つくろ》いをするのはアルツハイマー病の人の特徴であるが、それは初対面の人に自分を変だと思われたくないという思いが強く働いている。

それでも、ちゃんと目をみて向かい合い、本気で耳を傾けることから始めるべきである。信頼関係ができれば、本音を話してくれるようになることも多い。家族から情報を得ようと話を聞く時には、本人に「あなたのことを家族の方にうかがってもいいですか」と了解を得てから行うことも、本人を尊重する大事な配慮である。

†本人との対話を求める医学界の変化

認知症の人が幸福に生きる、というもっとも重要な観点からみれば、医師の世界が一番遅れていると言わざるを得ない。根治療法がないにもかかわらず「早期発見、早期治療」をうたい、診断したら抗認知症薬とBPSDに対する抗精神病薬を出すことに終始する現状。良心的な医師ほど、こんな診療でよいのかという迷いの中にいる。

ようやく変化は見えてきた。2015年6月、国内の精神科最大の日本精神神経学会学術総会で、私は学会から請われて「認知症に対する精神療法」という教育講演を行った。精神科医を中心に1000人近い人が参集し、共感の声が少なくなかった。同年7月の日本うつ病学会総会では、認知症も対象にしたシンポジウムとして「高齢者の心によりそう精神療法」が開催された。2017年には、精神科医として認知症の人との対話、精神療法こそ重要だと主張してきた繁田《しげた》雅弘《まさひろ》医師が、東京慈恵会医科大学精神医学講座の教授に就任した。精神療法を唱える人が大学医学部精神科の教授になるというのは、脳の生物学的研究ばかりが隆盛の時代にとても珍しいことなのである。繁田教授は、その後毎年、精神科関連の学会で認知症の精神療法の重要性を発表し、啓発を続けている。

これらは画期的なことである。認知症の人に対しての精神療法を行うなどという発想は、それまでほとんど聞かれなかった。それが公式の学会で堂々と認められたのである。ようやくではあるが、認知症の人が「人」として認められたと受け止めている。これが、社会にも波及し、社会の意識、家族の意識が変わって、認知症の人がよりふつうの「人」として受け入れられ、その存在と心情が尊重されることを強く願いたい。

†高齢者の5人に1人が認知症になる時代

認知症の患者が入院してきた時、「治療拒否され点滴も抜かれてしまうのではないか」と看護師や医師は瞬時に身構えるクセがついている。過去の度重なる苦労のゆえかもしれない。精神科医として他科から診察依頼を受けて駆け付けた先で「なんとかしてください。看護できない」という悲痛な嘆きを聞かされることもある。しかし、超高齢社会でこんな嘆きをしていては、もはや現代を生き抜く医療者とは言えない。

全人口の28％が高齢者（2020年総務省推定）、高齢者の5人に1人（85歳以上ならほぼ2人に1人）は認知症という状況である。そのうえ高齢者は疾病をより多く持ち、重症化もしやすい。これからの我が国では認知症を含めた高齢者をしっかりと治療できなければ、医療者の資格はないとさえ言える。その時に、「言うこと聞いてくれません、この患者さん」と思考停止になっていたら、医療者の自覚を問われるというものである。

医療者だけではなく、一般の人々もまた、いつ認知症の人と出会うことがあるかもしれない。困っている様子の高齢者をみたら、優しく「大丈夫ですか」と声をかけ、その人の言葉に耳を傾けたい。同じ話が何度も出るかもしれない、要領を得ないこともあるかもしれないが、それに対してゆっくりと話して返答をしてあげたい。場合によっては、安全な場所や機関への誘導も必要になるかもしれない。

医療現場では、入院してくる高齢者を認知症かどうかすぐに判定することは非常に困難である。入院して、安静の指示を守ってくれないとか行動が落ちつかないとかいう「不穏《ふおん》状態」がみられたとたんに、主治医や看護師から「認知症かどうかみてほしい」と頼まれることがあるが、これは無理な相談である。なんらかの身体疾患が重篤《じゅうとく》化《か》して入院している状況にある時、高齢者では認知機能が一時的に低下していることが一般的なことだからである。

身体的問題が直接原因となるせん妄《もう》（意識の質の障害）という状態が重なっていることも多い。せん妄とは、とくに高齢者で身体状態が悪い時によく起こる一過性の精神状態で、場所や時間がわからなくなったり、幻覚が見えたりする混乱である。入院した高齢者では3～5割と高率に起こり、身体状態の改善によって平均5日ほどで回復するが、長引くものもあり、よく認知症と間違えられる。

せん妄でなくても疾病による身体状態悪化や苦痛により思考力、集中力、覚醒度《かくせいど》が低下していることはしばしばである。認知症かどうかという診断は、身体治療が進み回復の経過に至った時に初めて可能になる。

†理解力の悪さを嘆かず工夫

高齢者を迎える時、認知症であろうとなかろうと心がけたいことはまず、理解力が悪いことを嘆《なげ》かず対応を工夫すること、である。

医療者（身体科ではとくに）は一般に、患者は話がわかり理解力もあることを前提にしているところがある。認知症の人が相手だというだけで、「ニンチだよ、大変だ」と嘆く姿をしばしばみかける（ニンチとは認知症を表す奇妙な「医療用隠語《いんご》」である）。この意識をまず変えたいのである。認知症を他の身体疾患と同様に考え、覚悟を決めてその対応策を考えてほしいのである。他の疾患なら、その疾患の性質に合わせて治療や看護や対応を考える。同様に、合併疾患としての認知症に対して、それに合わせて工夫ある対応をすべきなのだ。

たしかに認知症では、理解力が十分でないことが少なくない。または、その瞬間は理解できても、1分後には忘れてしまっているということが普通に起きる。説明したからわかっているはずだ、というのはもはや医療者の勝手な思い込みにすぎない。家族の情報で記憶障害など認知症の症状がふだんからあるとわかれば、理解力が乏《とぼ》しいこと、すぐ忘れることを前提に対応を考えるべきである。

こうしたことは、患者の家族の場合でも同様である。他の病気ならば、いたわりの気持ちで接することができるのに、認知症となると「どうしたの」「しっかりして」という態度になりがちなのだ。例えば、腰の病気で脚を引きずって歩く高齢者に、「歩き方がおかしい」「もっと早く歩いて」とはだれも言わない。ところが、記憶力の弱った認知症の人には「また忘れた」「日付を覚えて」などと平気で言ってしまう人がいるのはどうしたことだろうか。

認知症とは記憶が悪くなる病気であり、本人の努力ではどうにもならないのである。そのことを家族は十分理解して、本人への見方や対応をそれまでとは切り替えなければいけない。

†知恵と工夫を総動員するチャンス

医療の現場では、そんな工夫をするヒマも人手もない、であろうか。しかしそれは旧来の発想を脱していない。この超高齢社会、認知症の患者がふつうに来診する時代に、古い発想では役に立たない。医療機関の組織まるごと、発想を変えてもらうほかない。

かつて、言うことを聞いて従えない患者は、転倒などの危険回避のため、病院でも施設でも身体拘束（体や手足を縛って自由を奪う）が当然のように行われていた。「人手もないし他に方法がない」というのが周囲に対して説得力を持つ共通の弁解であった。しかし、いまや多くの施設や病院で身体拘束は大幅に減っている。別に人手が増えたわけではない。知恵と工夫と意識が変わっただけだ。「他に方法」はあったのである。認知症やせん妄の高齢者に対しても、同様に発想を変えて知恵と工夫をこらすべき時である。

点滴の注射針を入れる必要を話して「わかりました」と言っていたのに、数分後に点滴注射をしようとすると「何するの！」と大声をあげて拒否するならば、注射する際にも再度ていねいに説明をしてから行えばよい。点滴針を固定して「このままにしていてください」と言ったのに、30分後にみたら抜いて固定も外してしまっているというなら、抜針される危険を考えて、医療者がしばらく付き添うか頻回《ひんかい》に見守りと声掛けをすることである。

家庭内で言えば、1時間後に出かけると言ったのに、何も準備をせずにいたら、出かける10分前にもう一度声をかけ、着替えの服や持ち物を一緒に準備してあげればよい。入浴時に身体を洗ったり洗髪をしたりするように言ったのに、その様子がなく3分で出て来てしまうようなら、入浴後にお風呂のドアの外から、洗剤やシャンプーの場所を教えてあげながら、付き添って声をかけることである。忘れてしまうことを嘆かず、忘れることをふつうの前提にして、できなくて困るだろうなという想像を前もって働かす工夫をするのである。

これらの対策は、病棟においては「ふつうの患者なら」しなくていい対応、と考えられるだろう。よりによって認知症患者だから、手間と時間がかかりこんなことになる。余分な仕事が増える、と考えるクセがついている。

しかし、今後は認知症患者は「ふつうの患者」として病院に大挙してやってくる。もう過去のような特別の患者ではない。「ふつう」として受け入れる意識を持つ必要がある。例えば、どんな疾患の患者でも併存症として糖尿病があれば、カロリーを減らした食事をオーダーして出す。血糖値のチェックも毎日何回も行う。それと同様に、背景に認知症がありそうだとなれば、それに合わせた対応を付け加えるのである。それは患者の状態に合わせた「ふつうの」ことである。

これは、家庭内でもそうであろう。家族の誰かに認知症がわかったら、それはもちろん衝撃に違いない。しかし、85歳以上になればほぼ2人に1人がなる病気である。できる限り身構えず、冷静にそのままを受け止めて、なによりも本人を傷つけない対応をしてあげたい。

†理解が悪くとも向き合い、話す

もう一つは、理解力が悪くても、向き合って話をすることである。看護師のほか医師、もちろんケアのプロではない一般の人たちもすべての人が行うべきことである。

高齢者であっても認知症であっても、若年成人に対するのと同じように、本人と向き合って症状に関する話を聞き（周囲の家族からももちろん聴取するが）、診断や今後の治療の必要性などを、医学に素人の高齢者にもわかる言葉で、目を見て話すことである。できれば、その場面を家族にも見ておいてもらいたい。家族の中には、「そんなこと言っても何もわかりませんよ」と口をはさんでくる人もいる。そうではなく、わかってもわからなくても、本人をないがしろにせず、親身に伝えることが大事とわかってほしいのである。

聞いていても理解できていないかもしれない。途中でそっぽを向いてしまうかもしれない。それでも話しかけることが大切である。話が伝わっていないかどうかなど、すぐにわかるわけがない。もし話の中身が伝わらなかったとしても、対応した医療者の誠実さは本人にも家族にも伝わる。医師が認知症の本人に真剣に向き合っているところを見せることで、家族が本人に接する時の手本となりたいのである。家族がそれをみて、それまでのともすると素《そ》っ気《け》ない対応の仕方を反省して、切り替える気持ちになってほしい。

認知症の人は、周囲の自分への関わり方に非常に敏感だ。一般の高齢者や成人以上に、そうである。軽度から中等度の認知症ならその感覚はまったく正常以上というほかない。それは、認知症になって以来、物忘れや小さな失敗を周囲に注意され指摘されてばかりしてきたからである。自尊心やプライドは大きく傷ついている。

記憶が悪くなりできることが少なくなった人が、自分を支え鼓舞《こぶ》できるのはプライドによってだけである。周囲が自分をどうみているか、また注意や指摘を受けないか、馬鹿にされていないか。常にそれを気にする感覚が身についてしまっているのだ。まわりが、この人はボケていて何もわからない、話しても無駄だ、という思い込みでいい加減な対応をすれば、認知症の人はいち早く感づき、相手に反発し抵抗する。

医療者も家族も同じであるが、認知症の人のそうした心理をよく知るべきである。医療者としては患者を人として尊重することであり、そのことこそが医療の基本でもある。家族にとっては、人として付き合う基本というべきであろうか。にもかかわらず、「話を理解できない人に話しても意味がない」という発想が、周囲の人には忍び込みやすい。その発想の強い医師や看護師もまだまだ多い。

前述したように、話が理解できないかどうかなど即断不能である。これは認知症に限らない。例えば、一見昏睡《こんすい》状態のようにみえて実は意識は保たれている昏迷と呼ばれる状態は、精神科医療ではいくらでも遭遇《そうぐう》する。反応はなくても話は聞こえているのである。認知症が中等度から重度レベルで理解力と記憶力が非常に乏しくても、医療者が向き合い自分の目をみて、治療の必要性とこれからすべき処置を説明してくれれば、その人が自分を認めてくれているという感覚が生まれる。この人は信じていい人だ、という感触も伝わる。説明の内容を忘れたとしても、その人の印象は残り、それが次の（ときには侵襲的《しんしゅうてき》な）処置をより容易にする。

認知症の人を一人のしっかりした人格をもった大人として、向き合い話すことである。大切なことは、認知症で物事がわからなくなり、何も感じなくなった人という思い込みを捨てることである。わからなくなったことはたった一部分であり、気持ちや心の感じ方は私たちよりもっと鋭敏かもしれない。

2　認知症のレッテルを貼らない

†安易に認知症と決めつける傾向

この本ではこれまで、加齢とともに増える認知症を特別視せず、あるがままに受け入れていこうという主張をしてきた。しかしそれは、正常な加齢まで認知症と考えてもいい、認知症との境界をあいまいにしてよいということとは違う。

一般の人々は、高齢者に物忘れがみられたり、事実に合わないことを言ったりするのをみると、「もう歳だから、ボケたのではないか」と安易に感じたり言ったりすることがある。記憶力や認識力などの認知機能は、いろいろな原因で下がることがある。身体の不調な時でもそうだし、心が大きく動揺するようなことがあっても起きる可能性がある。高齢者だけでなく、より若い人でもそういうことがある。それをすぐに認知症に結び付けることは、安直に過ぎる。

最近は認知症についてメディアで取り上げられることも多く、認知症は広く知られるようになっている。ある意味、認知症を恐れすぎ、不安ばかり抱く「認知症不安社会」に近い状況といえるかもしれない。それが過剰になれば、認知症でない高齢者まで認知症ではないかという目でみてしまう間違いが生まれやすくなる。

医療の世界にも残念な現状がある。未熟な医療・介護専門職は、高齢者の間違った言動をみるとすぐに認知症扱いしてしまいがちであり、また医師の安易な認知症診断にも少なからず遭遇する。認知症ではないがそっくりの症状を呈すいわば「にせ認知症」すなわち「治る認知症状態」が少なからずあるのである。

医療・介護職はなおさらであるが、だれもが安易な認知症の「レッテル貼り」をしないことに十分留意したい。

†診断にもっとも重要なポイント

いま触れた「にせ認知症」＝「治る認知症状態」を疑うべき状態は多くある。

まず、記憶など認知機能を悪くするような薬を服用して生じる薬剤誘発性のもの。一番身近なのは風邪薬（総合感冒薬）である。風邪が治らないからと10日以上も薬を飲んでいると、物忘れが出てくることがある。風邪薬をやめれば数日で物忘れは改善してくる。また、アルコール多飲を長期間続ければ、認知機能は低下し、脳萎縮《いしゅく》が進む。そのほか、甲状腺ホルモンやビタミン（B_1、B_{12}）の不足・欠乏、頭に血の塊《かたまり》ができる慢性硬膜下血腫《まんせいこうまくかけっしゅ》、頭に余分な水（脳脊髄《せきずい》液）がたまる正常圧水頭症など脳外科的疾患、けいれんや意識障害が起こるてんかん、うつ病など精神疾患がある。

これらは、適切な検査を行えば診断することができ、背景となった疾患を十分に治療することで、あたかも認知症のようにみえた問題が大きく改善または解消する可能性が大きい。認知症の疑いのある人を診察する際、信頼に足る専門医ならば、常にこれらの可能性を想定しながら臨床的情報を聞き取り、本人の問診をし、必要な諸検査を行っている。

一般の人たちだけでなく、医療・介護職にもまだ多い誤解は、認知症を診断するのに、脳画像所見や認知機能検査の結果が一番大事だという思い込みである。診断にもっとも重要なのは、ふだんの生活の中での記憶力、家事や作業の能力の変化である。

高齢者なら物忘れはだれでもしてふつうであるが、正常範囲ならばいったん忘れても、何かのきっかけや人に言われて、また思い出すことができる。いわゆる度忘《どわす》れである。認知症の兆候が出てきた人は、改めて教えてもらったり再度調べたりしても忘れたことを思い出すことができない。すっかり忘れてしまう。あるいは、いままで何気なくできていたリモコン操作や家電製品の操作につまずき、できないことが出てくる。このように、生活上に日常的に支障が現れてきたかどうかが認知症診断のポイントである。

さらに、認知症を指し示す大事な特徴は、その兆候が突然、急に出たのではなく、ゆっくり時間をかけて現れていることである。先週までしっかりできていたのに、今週から急におかしくなった、というのは認知症ではない。認知症なら通常、半年〜1年前ころから少しずつ出没し、ゆっくりと進んではっきりしてくる、という「潜在発《せんざい》症、緩徐《かんじょ》進行」の経過をとる。そのほか、これまでかかった病気の再発や悪化の影響はないか、先に述べた「にせ認知症」の原因となる問題が隠れていないかも、確かめる必要がある。

症状の経過については、家族ら介護者からの情報が欠かせない。その情報なしで認知症という診断をすることは不可能だ。病院で行う検査よりも、家族が感じる日常生活での支障の程度、本人の言動の変化が診断の決め手になるのである。本人と一定時間面接（精神療法）することは欠かせないが、家族ら近くにいる人の情報なしで診断はできない。ただし、家族の情報が本人を傷つけることになりそうな時は、席を別にして聴取するようにする。

認知症かどうかを判定する対話形式のテストとして、認知機能検査がある。序章で紹介した長谷川和夫氏の考案した「改訂長谷川式簡易知能評価スケール（HDS－R）」もその代表的なものである。前述のように、この評価スケールの結果も、脳の形をみる画像（CTまたはMRI）所見も、診断を補助的に支えるものにすぎない。評価スケールの得点はあくまで目安で、しばしば本来の認知機能を正しく反映しない。認知症ではない「治る認知症状態」でも評価スケールの得点は低下してしまう。

脳の形状をみるCTやMRIの画像評価も同様に、診断の参考にしかならない。画像所見は個人差が非常に大きいからだ。脳は、だれでも20歳代から少しずつ萎縮し、頭蓋《ずがい》内に隙間《すきま》が増えていくが、その程度は人により大きく異なる。80歳代後半でも、50歳代かと思うほど隙間のない人がいるかと思えば、60歳代でもひどく隙間が目立つ人もいる。アルツハイマー病では、記憶の中枢である側頭葉《そくとうよう》内側の海馬《かいば》という器官周辺の萎縮が一つの重要な指標になるが、それすらもあてにはならない。海馬が相当萎縮していても、問題なく社会生活を送っている人もいるし、中等度のアルツハイマー病の人が、海馬がほとんど萎縮していないということもある。

医師や看護師や介護職が、認知機能評価スケールの点数を知って「そんな低得点なら認知症だ」とか、脳画像の結果をみただけで「スカスカだからアルツハイマー病だ」などと思い込むことは、まったく正しくないのである。残念なことに、医師ですらまだそのような間違いをしていることがある。

家族もそのような思い込みに気を付けてほしい。医師が行う認知機能検査のテストをそばで聞いていて、こんなに答えられないなら認知症だとか、脳の萎縮があるという情報だけで決めつけるようなことはぜひ避けなければいけない。

認知機能が下がるのには、他にも可能性が考えられる原因がいくつもあり、それらを優先して疑うことが原則なのである。いろいろな要素を先に考え、これも違うあれも違うと除外していった結果、最後に残る診断が認知症だ。評価スケールや画像検査の結果だけみて診断を下すような医者がいたら、信じてはいけない。セカンドオピニオンをすぐ他の医者に求めるべきである。

現実に「治る認知症状態」は見逃されていることがある。ただ、前述のような姿勢できちんと必要な精査を医師がしていれば、見逃しは避けられる。より問題なのは、高齢者の記憶障害や言動の異常をみた時に「認知症に違いない」と安直に決めつけてしまう医療・介護職や家族の見方である。

そのような「レッテル貼り」の裏には、おそらく認知症の人は困った人だという決めつけがある。認知症であろうがなかろうが、どんな高齢者も「人」として受け入れたい。そして、認知症であっても肯定的に進んで受け入れられる人々の集う社会にしたいのである。

「専門用語」で決めつける弊害

２０１７年５月、沖縄で開催された第18回日本認知症ケア学会大会。もっとも聴衆の熱気が高まった演目の一つが、「ＢＰＳＤのこころをみつめる――認知症の「人」に対するケア」というシンポジウムだった。約２００人収容の会場に聴衆３００人以上が詰めかける中、４人の演者（筆者、水野裕《みずのゆたか》、ペ・ホス、大石智《おおいしさとる》）が、ＢＰＳＤ（認知症の行動心理症状）と呼ばれるものの背景になっている「人」としての思いや感じ方をどうみつめるか、というテーマで語った。その時、打ち合わせをしたわけでもないのに、4人の発表で一致していたのが、認知症の人の言動を「BPSD」と呼ぶことが問題だ、という指摘だった。

認知症の人がする言動のうち、周囲に困った影響を与えるもの、周囲を心配させてしまうものを「BPSD」と呼んでいることは第2章でも述べたが、それは本当に認知症という病気の状態からくる「症状」なのか。単に「人」としてふつうに感じ、振る舞ったり発言したりしただけのことではないのか。そこには、「人」が行動し言葉を発するだけの理由があり、理解できる心情があるはずだ。それを「BPSD」と呼んでしまった時、その「人」の思いも感じ方も、「症状」として無視されてしまうではないか。

議論で浮かび上がったのは、「BPSD」のような「専門用語」で決めつける態度や意識が、本当のものを見えにくくしているということである。何かの現象を専門家の間でだけ共有したつもりの呼び名で呼ぶということには、同じような危険が伴う可能性が常にある。「ニンチ」「徘徊《はいかい》」「BPSD」という言葉について、それを考えてみたい。

†何かを隠す略語「ニンチ」

認知症はもとは、痴呆《ちほう》または痴呆症と呼んでいた。「痴」も「呆」も愚《おろ》か、馬鹿の意味があり、差別的で侮蔑《ぶべつ》的な表現、誤解や偏見を生むもとである、などとして2004年に厚生労働省の検討会が名称変更を検討し、2007年までに「認知症」とする言い換えがほぼ確立した。

「認知」とは障害ではなく、知的能力があることを表す言葉であり、本来は「認知障害」や「認知低下症」とすべきだという意見が当時からあったが、いまでは行政用語としても医療・介護の場でも、その語感を疑う人がいないほどに定着している。

ところが名称変更から10年の間に、認知症を「ニンチ」と呼ぶ呼び方が医療・介護職の中に少なからず現れている。「この方ニンチなので」「ニンチが進んでいる」などの言い方である。前述のように、認知とは物事を認められる能力を前提にし、または知的能力があることを示す言葉であった。それが「認知症」という障害を表す用語に用いられた結果、略語として「ニンチ」という言い方が現れたのである。感じられるのは、認知症の人はこんなものというような決めつけた見方、あるいは「認知症」と堂々と呼べない、または隠して呼ばなくてはいけないという感覚、「認知症」を差別的、侮蔑的にみているという印象である。

単に略語として「ニンチ」と呼んでいるだけだという人もいるかもしれない。しかし、それを本人や家族の前でも言えるだろうか。病気としておとしめて見ている意識が潜んでいるのではないか。ごく最近の調査研究（２０２１年）では、「ニンチ」を「認知症」より不快と感じる家族が35％（感じないは25％）いたという結果がある。侮蔑的な意味合いを感じている家族は多いのである。

誰もが認知症になってよいし、認知症になっても堂々と楽しく生活すればよい。そのような見方をもって、認知症の人を迎え、受け入れる家庭、施設、病院、さらには社会でありたい。そういう意識があれば、隠し立てするような、あるいは訳知り顔で言うような略語を用いる必要はさらさらない。

†「徘徊」は認知症の代名詞ではない

徘徊《はいかい》ではないのに、「徘徊」という言葉が使われる場面にしばしば出会う。使っているのは、ほとんどが医療・介護職である。家の中でも外でも、あるいは病院・施設内でも、うろうろと歩いたら「徘徊」、道に迷ったら「徘徊」である。

気持ちが落ち着かずじっとしていられないのかもしれない。どこかに行こうとして探しているだけかもしれない。そういう想像も働かせず、なぜ安直に「徘徊している」と言うのか。それが認知症の人だからである。認知症の人のさまよい歩く行動をすべて「徘徊」と思い込んでいるからである。こんな偏見に凝り固まった言い方はない。

認知症の人は「徘徊」するもの、とどこで刷り込まれてしまったのか。中年以上の人であれば、先に触れた小説『恍惚《こうこつ》の人』（有吉佐和子作、1972年）の影響かもしれない。徘徊の医学的な正しい定義については、第2章で述べたが、認知症のために自分がいる場所もごく身近な人もわからなくなる重度以上の状態である。

「徘徊」と呼んでしまえば、それは認知症の人の困った行動として、理由を考えることも、想像することもなくなってしまう。そのような思考停止や想像力停止は、人と接し人を扱う専門職として、資格を厳しく問われる行為である。もう一度学び直し、人をみつめ直さなくてはいけない。

†「BPSD」の用語を捨てたい

BPSDという用語もまた、専門職を思考停止へと「幻惑」せずにはおかない言葉である。認知症になったらBPSDが出る、認知症が進むとBPSDがひどくなるという根拠のない決めつけを広げるもとである。認知症の一部にはそれが当てはまるケースもあるが、大半はそうではない。そんな目で常に認知症の人をみることは、医療や介護をゆがめるだけである。

ある施設で、春から急に、夜に眠らず歩き回るようになったアルツハイマー病の女性がいた。担当のケアマネージャーは「認知症が進んだのでしょうか」と言い、薬を要望した。よく聞くと、春の異動で夜勤担当者が代わり、やや荒っぽい対応になっていることがわかった。介護の指導で不眠は解消した。

もともと穏やかな人だった80代女性。アルツハイマー病と診断されて1年。怒りっぽくなるようになった。時にはみたこともないような形相で激怒する。介護する娘は「認知症だから仕方ないんですね」とこぼした。あまりに急な変化が不審に思われたので、初期から服用していた抗認知症薬を中止したところ、もとの物静かな女性に戻った。

この2例とも、BPSDと考えられていたら、そのまま放置されたかもしれないケースである。認知症が原因だったのではなく、1例目は対応の仕方のまずさで本人の感情を乱し、2例目は薬のせいだった。BPSDという用語で呼んだとたん、認知症のせいだと感じさせてしまうのである。

医学の専門家なら、身体的不調や薬の影響を十分知っておくべきだが、専門家ではない介護職や家族であっても、わきまえておくべきなのは、認知症の人の感情が乱れやすいということである。

認知症の発症で対人関係や役割が乏しくなった人は、自己肯定感(自尊心)が低下し、自信を失っていく。そこへ、物忘れや日付間違いを周囲から指摘され、うまくできない日常の作業を注意されれば、精神的に「反応」して言動が穏やかでないことが出てくる。この「反応」とは正常な精神活動で、健常人でもだれもが日々の生活でしていることだ。それが認知症の人に起きやすいだけである。

たしかに、アルツハイマー病以外の認知症では、疾患そのものから派生するBPSDとみえる言動がある。前頭側頭型認知症の「わが道を行く行動」(周囲を気にしない自分本位の行動)、レビー小体型認知症の幻視や被害妄想、血管性認知症の易怒性《いどせい》(怒りっぽさ)、感情不安定などである。しかし、これらにも感情や「反応」の問題が重なっていることがしばしばある。

認知症はBPSDを生じるもの。そう思っている医療・介護職は、いったんBPSDという用語を捨てるべきだ。捨てた状態で、認知症を「人」として見直してほしい。

†言葉の「副作用」に気付く

先に紹介した日本認知症ケア学会大会のシンポジウムで、演者の一人大石智氏(北里大学医学部精神科学講師）は、ＢＰＳＤという言葉が大切な評価をそらすことになっている、と指摘し、言葉の「副作用」を挙げた。

それは、①もっともらしさ、②「隠語」性、③深慮《しんりよ》を妨げる、である。わかったような気になるもっともらしい専門用語。それを専門家だけで合言葉（符丁）のように使う。そして、その現象を深く考えることから逃げる。

「ニンチ」にも「徘徊」にも「ＢＰＳＤ」にもぴたりと当てはまることである。

医療・介護の関係者だけでなく、認知症の人の家族もまた、メディアにあふれる認知症関連の「用語」に惑わされないよう気を付けてほしい。決めつけが隠れていることが非常に多いからである。

3　人として尊重すること

†見かけだけの症状で認知症と決めつけないで

「もともと認知症のおばあちゃんだからしょうがないですよ」

ある看護師が、患者の状態をみて言った言葉である。一見認知症への理解を示す言葉にみえるが、残念ながらその理解は正しい理解ではなかった。

その患者は、下肢《かし》の静脈が詰まる血栓症で総合病院に入院した80歳女性だった。入院後3日目の夜に不眠で病室内を歩き回り、床に排尿してしまう粗相がみられ、場所や時間の感覚がわからない見当識《けんとうしき》障害も目立った。日中は、コップに水を注いだり歯を磨いたりが上手にできなくなった。循環器内科の主治医から、「言動がおかしく、看護師が一日中目を離せない」と精神科の私に診察依頼があった。

女性の症状は突然の出現で、日常的な簡単な動作もできなくなる神経症状（失行症状）が急に出ており、緩やかに症状が現れる認知症とは、明らかに異なっていた。女性は文学賞の選考委員を務めたこともある作家で、最近も著作を出版したばかりだった。

冒頭の言葉を語ったその日の受け持ちは、6〜7年の職歴のある看護師だった。私は呆気《あっけ》にとられて、女性が最近も活躍している作家で知的能力も高い人であることを説明した。看護師は驚いたようすだった。

女性はMRI検査の結果、脳血管が急に詰まったことで広範に脳機能が障害されて言動に病的異常が生じていたことがわかった。すぐに脳梗塞《のうこうそく》に対する治療が開始された。女性の見当識障害や行動異常は、認知症のせいなどではなく、脳梗塞という急性疾患による症状だったのである。

なのになぜ、中堅クラスの看護師が「認知症のおばあちゃん」などと思い込んでしまったのか。医学的知識もあるはずの看護師が、見当識障害や放尿や失行という見かけ上は認知症と似た症状をみて、決めつけてしまった。それは認知症の「理解」の問題だけではない。高齢者だから認知症だと高をくくり、安易に考えてしまったせいであろう。

†「認知症だから」の思い込みがあだになる

高齢者専門の急性期病院で、慢性の心臓病の悪化で入院した75歳の男性が、時々腹痛を訴えるようになった。検査はすぐ行われたが、異常はみつからなかった。心臓病は改善傾向で、軽いアルツハイマー型認知症があったが、それまで病棟で問題になることはなかった。食事はとれていたものの、腹痛の訴えは痛みの強さともに次第に回数が増え、ナースコールが頻繁になった。最初は鎮痛薬の内服が効いたが、徐々に効かなくなり、5分おきに何度も呼ばれることもあり、看護師が対応に苦慮するようになった。

「コールが多すぎて仕事にならない」「(症状は)メンタルのせいでしょ」「認知症だから呼んだのを忘れてまた呼ぶのよ」という声がナースステーションでは聞かれた。夜勤帯ナースコールでは、呼び出し音だけを消して患者のところに訪室するのが2～

3分後ということも起こり始めた。

ある夜、急にナースコールがなくなった。気になった夜勤看護師が訪室すると、反応が鈍く、血圧や呼吸が低下していた。大量の下血がありショック状態で、すぐに集中治療室に転室となった。消化管病変が進行していたか、急激に悪化して出血した可能性が考えられた。

看護師たちから「本当に痛かったんだね」「つらい思いをさせてしまった」「私たちの対応は不適切だった」と初めて真摯な反省の言葉が聞かれた。

精神的原因による痛みだから大したことはない、認知症だから何度も呼ぶのに違いない、といった安直な思い込みが、親身にかつ冷静に患者をみる態度を失わせたのである。繰り返しの訴えへの一種の慣れが、痛みを軽視する態度につながっていたこともあるだろう。ここでも、メンタル（心因）による痛みとか認知症の記憶障害とかに対する看護師のプロとしての「理解」がむしろあだになっている。

ここに挙げた二つのケースともに、高をくくったような看護師の態度によって、本当の病態の発見が遅れたことは否めない。本人が被ったのは医学的な損害だけではない。とくに2例目でいえることだが、身体的な苦痛に加えて、正しくわかってもらえないつらさを何倍も味わうことになった。決してあってはならないことである。医学的知識や理解があったにもかかわらず、何が足りなかったのか。何を見失って看護をしていたのか。

もっと大切だったものは何なのか。

†礼を尽くして接する態度

医療職であれ介護職であれ、患者や利用者の方たちと対応する時の基本は、「礼を尽くして接する」ことではないだろうか。

それは、病で苦しむ人、障害を持つ人、困難に窮した状況にある人、弱者と総称してもよい、そういう人たちに援助者として健常な者が対する時の根本的な姿勢である。どんな場合でも、その人に対して親身に、心情に寄り添って耳を傾け、非礼のない態度で対応すること。

医療の場合は、本人の意向に沿わないことでも医学的に毅然《きぜん》とした姿勢を示さなければならない時がもちろんある。その場合でもわかってもらえるまで十分な説明をすることは欠かせない。それが「礼を尽くす」ことであろう。

そのことが高齢者ではおろそかになりがちである。認知症の人の場合はなおさらだ。対応がきちんとできているか、私たちは常に自問する必要がある。

子ども扱いしたような言葉で話す、立ったままよそ見や無駄話をしながら食事や更衣の介助をする、本人を侮辱《ぶじょく》するような言葉で同僚と会話しながら排泄《はいせつ》の始末をする――こうした礼を失し「人」の尊厳を無視したような看護・介護が、かつては堂々と行われていた。

残念ながらいまでも、時に医療の場で目にすることがある。高齢だからあるいは認知症だから、相手が何もわかっていないだろうからという思い込みと、そこからくる非礼な態度は、医療職とか介護職とかいう前に、人間として思い上がった品性を欠く態度というしかない。

認知症であってもなくても、人生の先輩である高齢者に対して敬意をもって接するのは人として当然のことである。一人で何もできない、すぐに話を忘れてしまう、苦しさばかり訴えるといった目の前の姿だけをみて、否定的な見方をしたり陰性的感情を抱いたりするなら、それは素人と同じである。

仮にもプロならば、そうすることしかできない本人の状態、それに伴う苦しさやつらさを想像し思いやることができなければいけない。あるいは医療者なら、一時的な状態であり劇的に改善しうることを知っていなければいけない。そのために、プロとして学んだ医学知識や現場経験で得た理解があるのである。

家族の間でも基本的には病気の人に対する姿勢は同じでありたい。しかし、肉親という近すぎる関係のために、医療の場とは別の意味で「礼を尽くす」ことは難しい面がある。つい遠慮のないきつい言葉になったりしがちなのである。本人もそれに慣れていて、受け流せる時はよいが、いつもそうとは限らない。本人の心に深く突き刺さる言葉になってしまうことがある。

家族が気を付けなければいけないのは、家族は、「甘えているのではないか」という見方を感じやすいことである。認知症になる前の本人を知っている分、もっとできるのではないか、できてほしいという願望の入り混じった思い込みをどうしても持ちやすい。「甘やかしたらもっとできなくなるのでは」という思いから、きつく言ってしまい、そのことで本人が傷つくということが起きかねない。本人が忘れることやできないことにどれほど悩んでいるかに家族は気づきにくいこと、だからこそ優しい気持ちで接すること、をわきまえておくべきだ。

†人生の大先輩としてみる

病を患っているその人には歩んできた長い人生の道のりがある。その人生を想像し、知って、敬意を持つべきだ。その人がどこで生まれ、どんな学校を出て、仕事でどのような業績をあげ、どれほど立派に子育てをし、老後家族に慕《した》われあるいは孤独で過ごしてきたか。健康で若かった時の状況を想像する能力は、高齢者に関わる援助者には必須である。

どんな時でも、敬意と思いやりをもって、想像力とデリカシーで、人生の「超熟男、超熟女」に接する。一時の横断面をみるだけでなく、人生という縦断面をみなければ本当のことがわからない。

どんな状態であっても、本人に礼を尽くし、敬意をもって接する。

認知症の人をまず「人」としてみる。「人」として対応し話をする。ひょっとすると、その話しぶりで記憶の障害がわかるかもしれない。認知症だという事前情報と合致するかもしれない。それでも、年齢相応の心構えや感情を持った「人」としてみていねいに応対する。それが人に接する時に人間として行う当然の行いであり礼儀であろう。

その人が何か行動を起こし周囲が困ったと感じるようなことがあっても、それを安易に「認知症のせいだ」と考えてその理由を考えようとしない態度は、偏見に基づいた行動といわれても仕方ない。これは、その人が障害を持っていることに配慮したりいたわり支えたりする態度とは決定的に違う。

一般の人たちなら難しいかもしれないが、医療職や介護職であればプロとして、自分の感情や思い込みや好き嫌いで選別せず、どんな患者や利用者にも敬意を抱き「礼を尽くして接する」という姿勢をわきまえているはずである。ところが、それが十分にはできていない看護や介護の現場の実情がある。

そのことを近年図らずも明らかにしてしまったのは、「ユマニチュード」に対する看護・介護職の驚くほどの関心の高さとその効果である。

†当たり前の介護「ユマニチュード」

「ユマニチュード（humanitude）」は、フランスで開発された介護手法である（日本流に読めば「ヒューマニチュード」となるが、フランスは「h」を発音しない）。2014年2月にNHKテレビ「クローズアップ現代」で「見つめて 触れて 語りかけて――認知症ケア〝ユマニチュード〟」というタイトルで紹介されて大きな話題を呼んだ。数か月後に発刊された紹介本『ユマニチュード入門』（本田美和子ら著、医学書院、2014年）は介護関係者を中心に爆発的な売れ行きを示し、現在も売れ続けている。

この手法は、各地で驚くような成果を上げていることが報告されている。拒否ばかりして暴力的なところが目立っていた人が、穏やかに指示に従ってくれるようになった、長年寝たきりで起き上がろうともしなかった人が、起き上がって歩くことができた、などの大きな改善の変化である。そこから「魔法のケア」などという呼び名さえ聞かれる。

この手法の基本は、以下のようなことだ。接し方として、「見下ろすのではなく、正面から視線の高さを合わせて見つめる」「介助をするときは、心地よく感じる言葉を穏やかな声で語りかけ続ける」「動かすときは、手首をつかむようなことなどをせず下から支えるように触る」「筋力、骨、呼吸機能を鍛えるために立たせることに努める」という内容である。

表現は悪いが、これだけのことである。どうしてこれがそれほど注目されるべき介護手法なのか、当たり前すぎることではないのか。このような対応は、これまでも看護や介護の領域で、患者の尊厳を守り回復を進める接し方として常に言われ続けてきたことであろう。相手を認知症としてではなく、「人」として敬意をもって接しようと思えば、当然出てくるであろう対応と行動なのではないか。かりそめにも看護学、介護学を学び、良好な関係を築きたいと考えているプロならば言うまでもない。

†決めつける介護の対極

ところが現実には、それが掛け声だけで、貧しい実践しかなされていなかったということか。たしかに現在も病院の現場では、悲しいことに、看護・介護する人たちが立ったまま車いすやベッドの患者さんに食事を介助したり、話しかけることもなく清拭《せいしき》を続けたりする光景や、歩行リハビリができる時期なのに始めようとしなかったりすることが、しばしばみられている。

これには、人手が足りないこと、勤務体制によって十分な時間がかけられないことなど看護者、介護者個人の努力を超えた要因があるのも事実である。しかし、こうした不適切な対応をしていながら、拒否されたり抵抗されたり暴言を受けたりした時、それを安直に「認知症のせいだ」「認知症の行動心理症状（BPSD）だ」と決めつけるような態度は許されないことである。

認知症の人と上手に接する「技術」に悩んでいた専門職に対して、ユマニチュードがわかりやすい「技術」として懇切丁寧《こんせつていねい》に示してくれたから、多くの人が飛びついた、ということなのであろうか。しかし実はそれは、認知症の人を「人」としてみて接するという姿勢が欠けていた、というのが本当なのではないのか。認知症対応の技術不足ではなく、「人」としてみる態度の不足だったのではないか。

魔法ではなく、原点に

ユマニチュードの提唱者であるイヴ・ジネスト氏（ジネスト・マレスコッティ研究所所長）は「この対応をすることで、介護にかかる時間は大幅に短縮できる」と言う。しかしそれは、単に介護を楽にするという便宜《べんぎ》から言っている言葉ではないように思われる。そこには、介護哲学がある。

本人の尊厳を守る対応やケアをすることで、その人本来の人間性＝（ヒ）ユーマニティ（humanity）が現れ、穏やかな態度、生き生きとした表情や意欲が生まれる。ユマニチュードの理念の核心はここにある。「攻撃的な人はいない。自分を守ろうとしているだけだ」というジネスト氏の言葉は、BPSDを考えるとき多くの示唆を含んでいる（いずれもジネスト氏の発言は、NHK「クローズアップ現代」から）。

ユマニチュードの表面的な手法だけをみていれば、それは技術でしかない。大切なのは、技術を学ぶことではない。その理念、哲学こそ吸収し、自分を反省しつつ会得していかなければ意味がない。そこから自然に、「人」として接する時の当然の態度や対応が生まれてくるはずではないか。その意味で、これは決して「魔法のケア」などではない。

ユマニチュードの浸透でよりよい介護が行われ、多くの患者や利用者の生活の質が向上し、心身ともにより幸福になることは素晴らしいことである。しかし、この手法を手放しで歓迎し、最高の「介護マニュアル」にしてはならない。だれでもできる介護の「技術」として理解するようなことがあってはならない。そこには、ユマニチュードの本質に対する理解がなく、認知症の人を「人」としてみようとする態度や人間としての温かい見方が欠けているからだ。

介護マニュアルになってしまえば、考えることもなくこの技術を適用してしまい、うまくいかないことが頻発するだろう。ユマニチュードはもちろん万能ではなく、常に本人の尊厳を守るケア、「人」としてみる対応という原点に戻る必要がある。介護が順調にいかないことが起きた時、「魔法のケア」を実践してもうまくいかないならもうしょうがない、などという発想が出てきたとしたら、ユマニチュードの弊害が出ていることになる。

介護福祉の専門家として知られる和田行男《わだゆきお》さんは、ユマニチュードが「魔法のケア」ともてはやされていることについて、「認知症ケアを推進する僕ら支援者側の酷《ひど》さの根深さがあることを知るべきであり、このツールは「己の未熟さを知るツール」として捉えるべきである」（こころの科学増刊『認知症によりそう「治す」から「あるがまま」へ』日本評論社、２０１５年）と述べている。厳しいが、非常に的を射た受け止め方と感銘させられる発言である。

第4章

認知症をめぐる難題をときほぐす

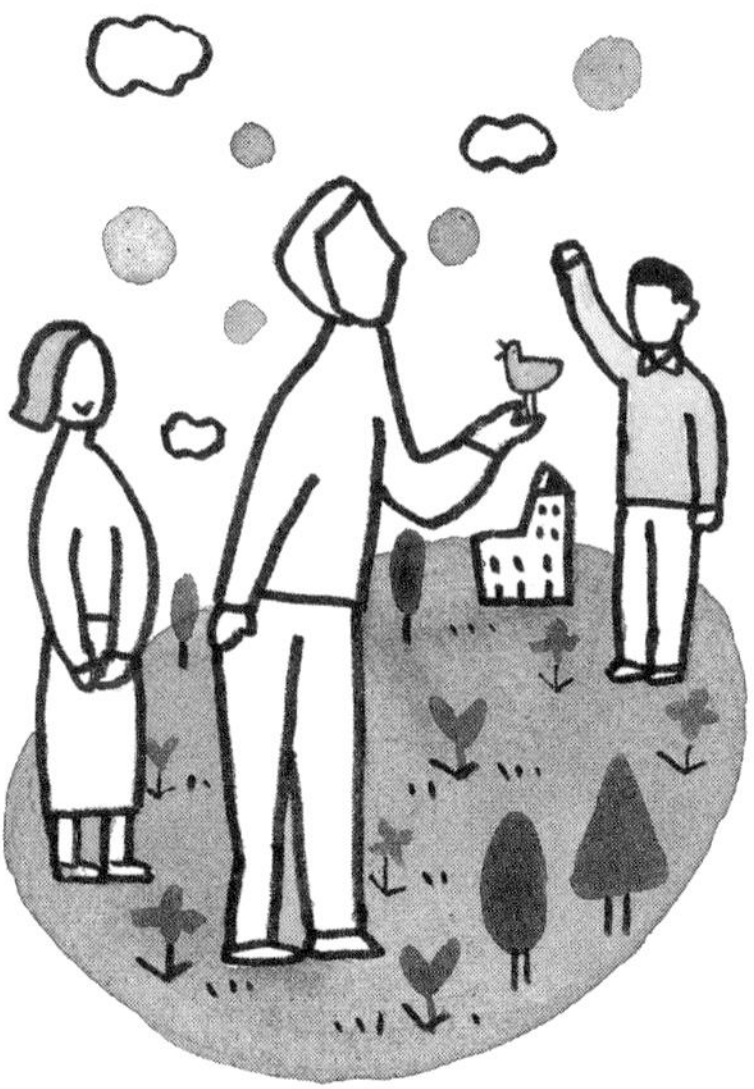

認知症という病名が強い先入観を抱かせ、認知症ではという疑いだけで、認知症の人を人として尊重することができない傾向を、前章ではみてきた。この章では、認知症すなわちコントロール不能というイメージに囚《とら》われ、人としての尊厳を十分に考慮することができない問題点をいくつか挙げて、考えていきたい。

1　監視・身体拘束をどう考えるか

†最高裁判決をめぐる議論にない「本人」

認知症と徘徊《はいかい》は結び付けられやすい。社会一般や大半のメディアは、徘徊といえば認知症を連想し、認知症になったら徘徊すると思い込んでいる節がある。

第2章「5　あてもなく歩き回る徘徊」でも触れたが、2016年に認知症の「徘徊」に対する最高裁判決（2016年3月1日）が出た時、改めて徘徊についての議論が沸き起こった。２００７年、愛知県で91歳の認知症の男性が列車にはねられ亡くなった事故で、ＪＲ東海が家族に７２０万円を賠償請求した裁判だ。一審と二審では、家族が介護で目を離した監督義務責任を認めて、賠償金支払いを命じていた（二審では賠償金を減額）。

最高裁は一審と二審の判断を変更して賠償請求を却下、介護者に監督責任なしと判断しこれが確定判決となった。判決が介護の責任を家族だけに求めることをしなかったことは、社会の認知症を取り巻く状況を総合的に考えた判断で、きわめて賢明であったと思う。

しかし、亡くなった男性の行動は本当に徘徊だったのか。判決後、家族（長男）はメディアに対し、男性が「『実家に行こう』という目的を持って歩いていたはずです。（中略）道がわからなくなって帰れなくなったに過ぎません」というコメントを寄せていた。「徘徊」という報道は間違いだったことになる。

一番問題なのは、判決をめぐる認知症についての議論には本質的に重要な視点が欠けていることだ。ここでは、判決の事例のことを述べるのではなく、一般的な認知症の「徘徊」について考えたい。判決翌日の朝日新聞朝刊の社説は、「徘徊は防ぎきれない」と書いたが、大いに疑問がある。たしかに重度になれば防ぎきれないものも出てくるだろう。しかし多くはそうではない。なぜ「徘徊」するのか、どういう生活を背景に「徘徊」が生まれるのか、どんな気持ちで外出するのか、その点に注目しなければ、「認知症の人は徘徊するもの」という偏見に基づいた議論にしかならない。

第2章で触れた認知症の当事者でつくる「日本認知症ワーキンググループ」による「「認知症だと外出は危険」という一律の考え方や、過剰な監視や制止は、私たちが生きる力や意欲を著《いちじる》しく蝕《むしば》みます」というコメントは、この判決後に出されたものだ。

外出するだけで「徘徊」と言われる社会、それを「安全」という名目で監視、制止しようとする地域。それに対して認知症の人々は、「自由に外出し、町の風景に触れて暮らすことは、人としてあたりまえのことであり、認知症であっても同じ」（同コメントより）なんだと、あまりにも根本的で当然のことを訴えて声をあげているのである。

†身体拘束には整理した議論を

徘徊に対する「監視」のような制限と同様に、高齢者にとってよく議論となるのが、病院内での身体拘束《こうそく》である。精神科病院での患者に対する身体拘束が1万人を超え、過去最高になった(2014年)ことが2017年に発表されて、大きな注目が集まった。要因として、高齢患者の増加、認知症患者の増加が影響していることは十分考えられる。

2018年1月、NHKの「クローズアップ現代+《プラス》」は、「認知症でしばられる!?――急増・病院での身体拘束」と題する番組を放送し、この問題を取り上げた。しかし、この番組での身体拘束の取り上げ方は、重い精神疾患で興奮する患者も、認知症で歩き回る患者も、身体治療が必要だが従えない患者も、ほとんど同列に扱われており、疑問を感じざるを得なかった。これでは議論の焦点がまとまらず、結局は「人をしばることは許されない」という固い原則論か「人手が少なく、しばらずに治療はできない」という狭い現実論に偏《かたよ》ってしまいがちだ。

身体拘束の是非を考えるなら、対象者をいくつかに分け整理して考えなくてはいけない。ここでは、三つのケースに分けて考えてみたい。

†精神病の悪化状態

一つは、重い精神疾患つまり精神病がひどく悪化した状態の患者である。このケースでは、身体拘束は避けられない、現状では行うことがむしろ重要だ。統合失調症や双極性障害（躁《そう》うつ病）の躁状態で悪化した急性期状態の患者は、多くが妄想や幻覚（時にはその両方）に翻弄され、本来の自分ではなくなっている。筋の通った会話はかなわず、ささいなことで興奮し大声をあげ、攻撃的になったり、無理を要求したり、暴力を振るったりする。あるいは、自分の身体をひどく傷つけ、時に命にかかわる重大な行動をとってしまう。

治療のためには、この急性状態をなんとかして止める必要がある。それは患者を管理し、周囲が傷つかないためだけではない。本人が自分を傷つけたり、生命に危機が及んだりしないためであり、さらには本人の意図しない精神病ゆえの周囲への「罪」

を最小限にするためでもある。

治療には、抗精神病薬の投与か通電療法（麻酔をして頭部に1〜8秒間電気を流す療法）が必要になるが、重症例では一定期間身体拘束をしなければ、その治療を安全に行うことはできない。初期に身体拘束を行うことで治療の前進が可能になり、やがて患者は救われるのである。

ただしその際、（可能であれば）事前の面接・意思疎通、拘束期間の最短化、何か月もベッド上で動かず療養する長期臥床《がしょう》による血栓の予防対策は必須である。

精神保健福祉法では、精神保健指定医の判断のもとに「行動制限」が許されている。厚生省告示で身体的拘束が認められる場合として、①自殺企図《きと》又は自傷行為が著しく切迫、②多動又は不穏《ふおん》が顕著《けんちょ》、③放置すれば生命に危機が及ぶ恐れがある、という3項目が挙げられ、代替手段がない場合と規定されている。精神病急性期の悪化状態は、3項目すべてが合致するが、精神保健指定医が基準に合致しているか冷静に判断していることが前提となる。

精神病急性期でも身体拘束をやめようという試みも進んでいる。もっとも歴史のある精神科病院の一つである東京都立松沢病院では、2012年から身体拘束をしない方針を立て、20%弱だった拘束率は、約3%にまで減少した（2019年8月22日付朝日新聞）。

†認知症の不穏行動

二つ目は、認知症（とくに重度）の人の歩行（場合により徘徊）や不穏行動である。高齢で下肢《かし》筋力の低下があれば、転倒の危険も高い。このケースは、身体拘束を極力すべきではない。

まず、認知症の人にじっと寝ていることを要請することに無理がある。安静が重要な人でない限り、動いてベッドから出て歩くことは当然だと考える必要がある。動きたいなら動いてもらう、それができるように、病棟全体、病院全体での意識の切り替えと病棟構造の見直しなどの取り組みが必要であろう。

「徘徊」と思っていたことを当然あるべき歩行なのだと思えるようになれば、徘徊も不穏もぐっと減る。下肢筋力も強化され、転倒も減少する。日中歩くことが増えれば夜間の睡眠も改善、と好循環が生まれる。

ほとんどの徘徊や不穏には理由もある。漫然と（有害かもしれない）薬を与え、（不穏を引き起こす）身体不調への目配りもせず、本人の心情や生活スタイルを無視したケアを行っているとしたら、病棟こそが徘徊や不穏を生み出す温床になってしまう。それらの点に注目することで、身体拘束を要するような状態は大きく減ると思われる。

ただし、認知症に過活動性せん妄《もう》（身体疾患による精神的混乱）が重なった場合、夜間の身体拘束の必要が増える可能性がある。問題は、せん妄が認知症の悪化と取り違えられがちなことだ。せん妄の大半は夜間悪化し、日中軽快する。夜間は拘束が必要としても、日中は解除できるはずだ。認知症の悪化と判断されるとその解除ができず、恒常的《こうじょうてき》に拘束となってしまう。せん妄の原因である身体疾患の探索も行われない。それが大きな問題である。

†認知症の身体治療

三つ目は、認知症の人の身体治療目的の場合である。点滴、経鼻胃管、尿道カテーテルなどの処置を継続する際、その必要性を理解できず抜去《ばっきょ》の危険が生じる。それを防止するためである。このケースは、避けるための工夫をしたうえで、それでも必要なら身体拘束もやむを得ない。処置が行われないことによって、厚生省告示で認められた「③放置すれば生命に危機が及ぶ恐れ」が生じる。

ただし、避ける工夫が本当に十分だったか、を常に検討する姿勢が求められる。患者の視界に入らない点滴ルート配置、胃管やカテーテルの必要性の再検討などだ。「点滴するなら拘束が必要」「食べられないなら胃管しかない」と安直に考えているところがないか。いったん開始したら、このままでいいと漫然と続けていないか。これまでの考え方や行動の「クセ」を直視しないと、医療現場での身体拘束の状況は変えられない。

身体拘束についての法的な定めはあるが、その判断には医師の裁量の部分が大きい。その判断を決めるのは、医師も含めた病棟スタッフが身体拘束をどうしようとしているのか、その意識と努力であろう。

2　認知症へのとらわれと誤診

†「恍惚」は認知症ではなかった

認知症の人は何もわからず、困ったことばかりする。怒りっぽくて暴言を吐き、徘徊し、乱暴になり、糞尿《ふんにょう》を壁や畳に塗りたくる。さらには、この「困った病人」を介護するのは大変な労苦地獄のような苦しみを味わう。こんな認知症への見方が、当然のようにいまの社会にはまだ広がっている。

最近、理解ある方向へ少し変化がみられるが、これまではマスメディアの取り上げ方もほとんど同じであった。認知症という病気は、恥ずかしい困った病気で、周囲に大変な面倒をかける。予防して認知症にならないようにしよう、チェックリストで早期発見して薬を飲んで止めないといけない——。

病を得た人、障害を持った人の尊厳をないがしろにし、その人々の苦悩に一瞥《いちべつ》することもないこのような認知症への見方、認知症観をいったい誰が作り上げたのであろうか。社会やメディアはふつう、どんな病に対しても、もう少し寛容でいたわりの目を持っているものだ。それが治らない死に至る病であってもである。ところが、認知症に対しては、なぜか容赦《ようしゃ》がない。そのような先入観を誰が与えてしまったのか。

その一つの答えは、1972年に発刊された有吉佐和子の小説『恍惚《こうこつ》の人』である。認知症（当時は痴呆《ちほう》）の主人公と家族を初めて本格的に描いたこの小説は、大きな話題を呼び、大ベストセラーとなった。この小説が、私たちの国の認知症への見方に大きな影響を与えたのは確実である。小説は、当時ほとんど話題になっていなかった高齢化の問題、認知症や介護の問題を先駆的に社会に提起したもので、その点には画期的な意義があった。しかし一方、認知症の人の描き方は病んだ「人」への理解のない一方的なものだった。これは著者のみの責任ではない。社会全体が、高齢者の尊厳を認めるということを意識すらしていなかった時代である。

小説で、物忘れをし、息子のこともわからなくなり、意味不明な行動をする80歳代の主人公の男性。徐々に暴言を吐き、徘徊し、ついには便を畳に塗りたくるようになる。仕事を持ちながら、義父の介護をひとり負わされた嫁は、どうしていいかわからずにうろたえる。訳のわからぬ困った言動をするのが認知症だという描かれ方ばかりで、本人の心情や人格はほとんど省みられていなかった。あるいは、そんなものは認知症の人間にはないかのように描かれていた。病気を持った「人」は描かれず、病気とその周囲で困る家族にしか焦点を当てていなかった。

「恍惚の人」というタイトルもまた、シニカルなゆがんだ見方を表している。「恍惚」とは、『大辞泉』(小学館)のデジタル版によれば、①物事に心を奪われてうっとりするさま、②意識がはっきりしないさま、とある。①は解説不要であろう。②は、文例にも挙げられている「将軍はすでに疲れ切っていた……精神も次第に恍惚となるほどだった」(島崎藤村の小説『夜明け前』、1929—35年)が典型的な使い方で、健常な人が疲労などで頭がはっきりしなくなることを表し、認知症を示したものではない。③に「老人の、病的に頭がぼんやりしているさま」とあり、「有吉佐和子著『恍惚の人』により流行した」と付記されている。この本のベストセラーにより一般化した語義であるらしいが、認知症の人を「頭がぼんやりしている」という理由づけで「恍惚」と呼ぶことは、大きな違和感を覚えざるを得ない。

なぜ、著者が認知症を描く小説に「恍惚」というタイトルをつけたか、はっきりとはわからない。頼山陽《らいさんよう》という江戸末期の思想家の『日本外史』という歴史書に、戦国時代のある武将（三好長慶《みよしながよし》）を評して「老いて病み恍惚として人を知らず」という文章があり、これが『恍惚の人』に引用されたという説があるが、判然としていない。

いずれにせよ、そこに、認知症の人がなにもわからず、ぼんやりとして、自分の世界にうっとりしているだけ、という意味を含ませているとしたら、（当時は仕方なかったかもしれないが）多くの認知症の人の実態とかけ離れていて、不適当である。

†認知症でなくせん妄の症状

この小説にはもっと大きな問題がある。それは、作中に描かれた主人公の症状や行動すべてが認知症によるわけではない可能性が高いということである。

たしかに、主人公には認知症があったと思われる。しかし軽度であった。作品の前半、妻が急死して葬式の場面があるが、主人公は息子や娘が誰だかわからないと言うものの、嫁と孫のことはよくわかり、妻が亡くなって葬式をしていることはしっかりと認識できている。まだらに人の見当識《けんとうしき》障害があるが、少なくとも、重度レベルの状態ではない。

昼間は敬老会館に通う（現代なら「デイサービス」であろう）ようになるが、仕事を終えた嫁が迎えに行った帰り道で、本人は「ここは爺婆《じじばば》ばかりだからいやだ」と気持ちを語っている。どこにいたかをすぐに忘れるような状態ではなく、記憶障害がそれほど重篤《じゅうとく》だとは思えない。

しばらくして梅雨の時期に、入浴中に溺《おぼ》れて危うく助かり、その後高熱が出て肺炎を起こしているとわかる。4日間高熱が続いて、身体的な衰弱がうかがわれた。その後、「もしもし」と言う以外言葉がなくなり、排泄《はいせつ》もうまくいかずおむつも必要になった。残暑の季節、トイレで男性小便器をとり外して長時間抱えていたり、未明に便を畳に塗りすり込んでいたりした。そのたびに、嫁は抵抗する義父に苦労しながら対処した。ほどなくして、行方不明になった直後、主人公は急死する。

発熱後のこれらの行動障害は、認知症の症状だったのか。ふだんの軽度認知症の状態からみて急に症状が悪化しており、ゆっくり進行するはずの認知症の症状とは考えられないのである。せん妄の症状の可能性が高いと思われる。

せん妄は、身体的疾患や身体的問題によって生じる意識障害であり、しばしば夜間に悪化する。認知障害や幻覚・妄想を生じるが、認知症とは異なる一時的な精神混乱状態で治癒可能である。小説では、主人公の肺炎がいまだ完全に治らない病的状態や、その後の身体衰弱、夏の気候による疲弊状態が原因になっていた可能性が十分にある。認知症の軽い症状に、せん妄の症状が重なってしまい、ひどい認知症のように見えたのである。

重大な問題は、物を壊す行為や弄便《ろうべん》や徘徊を、認知症の症状のように描いてしまった、少なくともそう受け取られるように描いてしまったことである。描写の中には医師も登場しているが、せん妄への言及はない。著者にも、せん妄として区別する意識はなかったであろうが、それを責めることはできない。認知症とせん妄の鑑別は、現在では医療の中でも非常に重要な問題になっている。しかし当時はまだその鑑別自体、医療で問題となることは少なかった。医療を専門としない著者が言及できなかったとしても無理はない。

永続的な認知症と一過性で治癒可能なせん妄の症状は、本来はっきりと区別されるべきであった。せん妄が認知症に重なってひどく見えていただけのものを、ひどい認知症だと描き、それを「恍惚の人」と命名してしまったことは、きわめて残念なことだった。

間違った認知症の捉え方で描かれた小説が、現代の認知症のイメージに大きな影響を与える。この現状は悲しむべきことである。せん妄は高齢者に生じやすい病的状態ではあるが、認知症ではない。小説で描かれた認知症は軽度だった。せん妄がそれをひどく見せていたにすぎなかった。もし主人公が適切な身体治療を受けて回復していれば、軽度認知症の状態にまで戻って、嫁の介護を受けつつ敬老会館に通所しながら生活していくことができたはずだ。

『恍惚の人』の認知症への見方は、認知症の人の心情や人格を認めず、なにもわからず困ったことをする人という一方的なものである。社会とメディアは、知らず知らずその見方、認知症観を刷り込まれてしまった。元となるその小説の認知症という診断自体に間違いがあったのである。

†「早期発見」の啓発が偏見を強める

「認知症の正しい理解を」という掛け声の下、医療職向けにも啓発活動が各地で行われている。しかし、その理解は「本当の理解」になっているのだろうか。表面的な「早期発見、早期介入」になっているのではないか。認知症診療をしていると、そう感じざるを得ないケースにたびたび出会う。

高齢者がふだんと違う言動や混乱した行動をとったら、すぐに「認知症では?」と考えるおかしなクセを医師や看護師がつけ始めているのではないか。それは「早期発見」でもなんでもない。認知症だと誤診することにつながる非常に安直な態度であり、まったく関係ない病気のお仕着せになりかねない。

認知症に気付いてその人に寄り添い思いやりを持った介入を行うことは、大切なことである。そのことと、認知症でない人を認知症だと早合点で決めつけて対処することはまったく違う。認知症への対応以前に、認知症の診断を厳密に正しくしていることは大前提である。認知症かどうかの判断は、正しい理解に基づきとりわけ慎重に行われなくてはいけない。根治療法のない認知症は「最終診断」になるからである。

†身体的な病を見逃したかかりつけ医

80歳代の女性が、かかりつけ医から「認知症」と紹介されて受診した。本人は、ほとんど会話ができない。単語を一言二言話せるだけだ。同居している娘さんによると、数日前から、それまで普通に通じていた会話がほとんどできなくなり、排泄もトイレ以外の場所でしてしまうようになった。あわててかかりつけ医に相談したら「認知症になったから専門医のところに行くように」と言われたとのことだった。

女性には肝臓病の持病があり、私は一通り話を聞くとすぐに「まず間違いなく身体的な問題だと思うので、総合病院の消化器内科へ」と促し、紹介状を書いた。検査する必要もなかった。認知症のはずはないからである。

これまでも述べてきたように、認知症とはゆっくりと少しずつ症状が現れる病気である。会話ができなくなったり場所をわきまえない排泄が始まったりするのは、少なくとも発症後7〜10年以上たってからだ。その日に総合病院を受診した女性は、消化器内科に即日入院となった。診断は、肝臓病が脳に影響を及ぼす肝性脳症《かんせいのうしょう》であった。

重度の認知障害、排泄障害というべき症状が突然に生じたら、持病の肝臓病の悪化を考えるのが普通であろう。かかりつけ医であれば、ふだんの患者の様子をむしろよく知っているはずで、明らかに異常な様子とわかれば、なぜ肝臓病の悪化を考えなかったのか。なぜ認知症と思い込み、これは専門外という意識が働いたのだろうか。

†「だるさで立てない」がなぜ認知症

家族と受診した70歳代の男性は自ら症状を訴えた。1年前からだるさがあり、1か月前から食欲が大きく低下した。家族によると、1週間前、床から起きられず呼びかけに対する反応も悪くなって、救急車で内科病院に搬送され点滴治療を受けた。入院中、医師の言ったことをすぐ忘れる、日付を間違える、ということがあり、「認知症だから早く精神科病院に行くように」と指示されたという。

認知症は体のだるさで発症するようなことはない。初期に食欲が落ちることもない。1年で、起き上がれなくなることなどよもやあり得ない。これらの原因は、身体的な病以外には考えられない。なぜそれを「認知症だから精神科病院へ」となるのか。記憶障害と見当識障害を認めたからというなら、偏見も甚だしい。

私が血液検査で甲状腺機能を調べたところ、甲状腺ホルモンの値が顕著に低下しており（甲状腺機能低下症）、すべての症状の原因はここにあると思われた。大学病院の内分泌科に紹介し、ホルモン補充療法が始まり、男性は元気を取り戻した。もちろん認知機能も正常化した。

このケースも、倦怠感《けんたいかん》や食欲不振、反応の悪化など、問題となっていたのはほとんどが身体症状である。記憶が悪く、日付がわからない、というだけで認知症と考えるとは、「早期発見」啓発のせいで、通常の内科診療で持つべき正しい目を曇らされているとしか思えない。

いま紹介した二つのケースはともに、「認知症の早期発見」という最近の行政機関やメディアの掛け声がなければ、かかりつけ医も急いで認知症専門病院へ紹介などしなかったのではないか、と思われる。

†「早期発見」至上主義を見直そう

高齢者が身体的に不調になれば、認知症でなくても、集中力や記憶力が低下して、勘違いをしたり日付があいまいになったりするのは普通にあることである。気分も落ち込みやすくなるし、食欲や睡眠も十分でなくなって当然である。身体的に回復すると見違えるように元気になり、思考力・記憶力もしっかり回復する。かかりつけ医の医師たちはそんなことは何百回も見聞きしてきているはずだ。

ところが、認知症が社会の大問題になり、「早期発見」が旗印に掲げられるようになって、医師の考え違いが増えているのである。これは医師だけではない。前述のように看護師も同様で、入院中の人が混乱した言動をとった時、「認知症が現れた」とすぐ思い込むようなケースが少なくない。入院するということは、身体的にすでに不調を抱えているのであり、元気な時より認知機能が低下することは普通に起きる。まして や、全く新しい環境のなかで寝起きするのである。場所や日付の勘違いも起きやすい。

外来・入院ともに、病を持った高齢患者の「特別な状況」を考えれば、記憶や判断の間違いは当然あると承知していなければいけない。もし医療者が、物忘れをしたり、日付を間違えたりする患者をみて、すぐに「認知症だ」と判断してしまったら、それは医療者ではなく素人の見方と言われても仕方ない。いやむしろ、素人の一般の人々のほうが、なにか身体の病気ではないか、と感じるのではないか。紹介した2ケースの家族も、認知症だと医師に言われても半信半疑のまま、仕方なく精神科の私の外来を訪れている。内科医師よりもよほど健全な目を医学に素人の家族の方が持てていた。認知症早期発見の啓発活動が医療の中に生み出している事態は、ある意味深刻である。

†認知症に隠れがちなうつ病

総合病院では、身体科病棟で生じた精神科的問題に精神科医が対処するリエゾン診療が増えつつある。リエゾンとは、連携とか橋渡しとかいう意味である。身体科と精神科の連携を表す。ところが活動の中身はまだ十分とはいえない。各科病棟からの依頼件数に対しリエゾン診療を担当する医師が足りず、対応がおざなりになりがちという問題がある。

さらに、高齢者に限定して言えば、安静が守れず行動が落ち着かない、大きな声を何度もあげる、訴えが強く頻回といった「不穏」に対し、それを抑え込む鎮静薬ばかりが精神科医の主な対応になってしまっている。不穏の原因が「認知症」とされていることも多い。

公立総合病院の内科病棟にがんの手術後で全身状態悪化のため入院した80歳代後半の男性は、夜間不眠で、時にベッドサイドをうろうろと歩き回った。看護師に「助けてくれ」「苦しいからなんとかしてくれ」と訴えるが、鎮痛剤が投与されても無効だった。

時には手を振り回して腕の静脈に注射して留置してある点滴のための針と管を自分で抜去してしまうこともあった。服薬したかどうかについての勘違いや日常的な物忘れも時々あったが、看護師のことは相手を見分けて態度を選んでいるようにみえた。

内科診療に協力する形でリエゾン診療担当の精神科医が依頼されて、鎮静のために抗精神病薬の点滴が指示され、一時は眠るようになった。「夜間不穏、点滴自己抜去。せん妄の可能性大。日中も記憶障害あり、認知症も疑う」と評価されていた。

その後日中も「なんとかしてくれ」と大声を出すようになり、食事も「いらない」とごく少量しかとらなくなった。食事摂取不良に対し、胃の内視鏡検査も検討されたが、高齢だからと見送られた。日中も鎮静のため抗精神病薬の点滴が始まり、患者の不穏は消失したが、ベッドに臥《ふ》せっているばかりの生活になり食事はまったくとれなくなった。「高齢でこれ以上の治療のしようがない」と療養型病院に転院となった。

高齢患者が急増するいま、似たケースはおそらく多くの総合病院で日々起こっている。

男性の「不穏」は、認知症ではなかったのではないか。あるいは夜間中心に起きるせん妄の可能性も低いのではないか。全身的な苦悶感《くもんかん》、昼夜を問わないいらいらと焦燥感《しょうそうかん》、食欲低下などを考えれば、高齢者うつ病が否定できない。うつ病なら、処方すべきはおざなりな鎮静のための抗精神病薬ではなく、うつを治すための抗うつ薬となる。うつ病は治せる病気で、状態が改善する期待があり、転院ではなく元気で自宅に戻れる可能性が生まれる。

リエゾン診療医はなぜうつ病を視野に入れて対処できなかったのか。業務量から余裕がなかったこともあるだろう。しかし、高齢者の不穏はせん妄か認知症だという思いこみはなかっただろうか。看護師の患者に対する見方も同様である。高齢者うつ病でも焦燥感や身体的苦悶から、いてもたってもいられない状態や多動になるタイプがある。人との接触が減る夜間に増強する傾向があり、せん妄と紛《まぎ》らわしいこともある。可逆性の記憶障害や見当識障害、つまり「治る認知症状態」も生じる。それを認知症と間違えてはいけない。

†幻視が出たらレビー小体型認知症か

アルツハイマー型認知症に比べると少ないが、人物の幻がみえる（幻視）など特徴的な症状のあるレビー小体型認知症は近年よく知られるようになり、「有名な疾患」

としてケアの上でも問題点とされることがある。

ただ、第2章「4　近しい人を間違える」でも触れたように、レビー小体型認知症の症状は他の認知症に比べて紛らわしいものが多い。症状をよく知ることは、レビー小体型認知症の正しい診断だけでなく、適切なケアにも大切だと思われる。幻視と物忘れのある人をみたらすぐ「レビー小体型（認知症）だ」などと思い込まないようにしてほしい。

レビー小体型認知症は、異常なたんぱくの一種であるレビー小体が、脳の深いところ、脳幹にだけでなく、脳の表面に近い大脳皮質にも蓄積する。原因はわかっていない。各種画像検査でもこれを確認することはできず、亡くなった後の解剖によってしかわからない。レビー小体が脳幹にだけたまる病気は、筋肉の動きが悪くなるパーキンソン病としてよく知られ、レビー小体型認知症はその同類の疾患としてみつかった。発見したのは小阪憲司《こさかけんじ》・横浜市立大学医学部精神医学教室名誉教授である。

①物忘れなど進行する認知機能の低下、②繰り返しみられる人物の幻視やそれに関連する被害妄想（人物誤認を含む）、③手足の振戦《しんせん》や歩行障害などパーキンソン症状、

が主要な症状である。このほか、日中ぼーっとしていることが目立ったり（覚醒《かくせい》レベルの変動）、夜間睡眠中に体動や寝言がひどかったり（レム睡眠行動障害）するのも特徴だ。介護・ケアで問題となるのは、幻視や妄想の訴えが頻回《ひんかい》で強い場合の対応と、パーキンソン症状によるＡＤＬ（日常生活動作。activities of daily living）の低下への対処であろう。

ところが、これらのうち中心的なものは、レビー小体型認知症でなくても現れることがある。一番注意すべきなのは、各診療科の薬剤の副作用で生じる認知機能障害（記憶障害など）と幻視、幻視に伴う被害妄想である。これら薬剤誘発性の症状は、身体疾患によって生じる意識障害の「せん妄」に含まれる。原因は薬剤か身体疾患かで違いがあるが、いずれも一過性の症状であることに変わりはない。薬剤をやめたり、身体疾患が治癒すれば治るということである。ところが、表面上はレビー小体型認知症の症状と見分けがつきにくく、間違いやすい。

†頻尿治療薬が原因で物忘れと人物幻視

レビー小体型認知症を疑われて受診したケースを提示したい。

夫と二人暮らしの80歳の女性が、「1か月前からおかしい」と初診した。物忘れがひどくなり、昼夜を問わず知らない人が部屋にいるという人物幻視があるという。その人は、障子を破り、お金を盗むという（被害妄想）。女性は上手だった料理の味もおかしくなり、必要以上の量を作ったりする。同行した長男は、「認知症について調べたらレビー小体型認知症そっくり。この認知症ではないか」と勉強ぶりをみせた。

女性は、「知らない人が家にいるので夜はふとんを敷いてあげた」「どこからくるのかわからない。急にいなくなる」と話した。たしかに、症状や訴えの仕方はレビー小体型認知症の人のそれにとても合致する。しかし、1か月前から急に変化した、という点は不自然だ。認知症は、症状が出たり消えたりしながら始まり、ゆっくりと進行するもので、周囲がはっきりと「おかしい」と感じるまでには、半年〜1年かかるのが通常だ。

症状に身体的原因があることを疑い、行った頭部CTでは軽い萎縮《いしゅく》のみ、血液検査も異常はなかった。改訂長谷川式簡易知能評価スケール（HDS－R）は26点（30点満点）とごく軽度ながら低下があった。

服薬歴を調べると、長く服用中の降圧薬のほかに、夜間の頻尿に対して、内科で1か月前からアミトリプチリン（商品名トリプタノール）が処方されていることがわかった。これは古典的な抗うつ薬として主に精神科で使う薬剤だが、副作用として抗コリン作用（アセチルコリンの働きを抑える作用）で排尿困難を生じることがあるため、その副作用を活用して夜間頻尿や失禁に対して出されることがあるのである。

この薬が原因の可能性が高いと考え、中止としてもらったところ、1週間後には物忘れも幻視も被害妄想も消失した。料理も以前のようにできるようになった。

抗コリン作用は、排尿困難のほか、口の渇《かわ》きや便秘の副作用で有名だが、それ以外に重要なのが、認知機能を低下させ、幻視を誘発し、せん妄を生じやすくするという副作用である。レビー小体型認知症診断に参考となる症状として挙げられる自律神経症状（頻脈、動悸《どうき》）も生じやすい。このケースは、レビー小体型認知症を発症したのではなく、頻尿治療薬の副作用でそっくりの症状が出ていただけだったのである。

†幻視は悪とは限らない

幻視の現れ方や本人の受け止め方は、それまでの生活歴やその時の心理的状況にも左右される。

小学校教師を長く務めた一人暮らしの75歳の女性は、「子どもがたくさんやってくる」という幻視を訴えるようになった。HDS-Rは21点と軽度低下で、身体的原因や問題となる服薬もなかった。毎日、多くのお茶やお菓子をテーブルに用意しているのをみかねた友人の助言で受診した。

しかし女性は困っていなかった。「だれも食べないでいつもいなくなるが、毎日来てくれて嬉しい」と笑顔で話した。介護保険でヘルパーは導入したが、投薬などはせずそのまま見守った。幻視体験は恐怖や脅威になることも多いが、このような本人にとって親和的な人物の幻視もある。その場合、幻視は本人にとって何らかの「助け」になっていることがある。

認知症を長年みている高橋幸男《たかはしゆきお》医師（エスポアール出雲クリニック）はこんなレビー

小体型認知症のケースを紹介している。

夫と二人暮らしの高齢女性は、夫が東京での同窓会から戻った後、女性の幻視を訴えるようになった。「あの女はあなたが東京から連れてきた」と言うので、何を言っているんだと口げんかになった。女性はそれ以後、毎晩それまでなかった夫婦生活を求めるようになったという。

困り果てる夫に高橋医師は、「奥さんの寂しさの表れ」と説き、幻視を否定せずにスキンシップや優しい対応をするよう指導した。夫がそれに従うと、まもなく訴えや要求はなくなったという（エーザイ制作ＤＶＤ「認知症と生きる」非売品所収）。

幻視は脳の症状であることに違いはない。しかしその現れ方や様態は、本人と周囲との関係や、生活の満足感、心情によっても大きく変わり得ることを示している。

3　医者にどう頼るべきか

†医師にどう伝え、どう対処してもらうか

医者にどういう風に伝えたらいいのか。医者とどう付き合っていけばいいのか。認知症をみている看護・介護職の人がよく口にする悩みである。

病院に行ったとき、一般の人たちも同様に持つ悩みかもしれない。とくに、良心的に親身に患者に寄り添いたいと思っている人なら、必ず直面する悩みのように思える。一番よくあるのは、自分の言葉や訴えで医者がなんらかの対処行動をとり、それによって認知症の人をより不快に、不幸にしてしまったのではないかという思いだ。

介護をしている家族でも看護・介護職でも、認知症の本人が興奮することが多い、日中落ち着きがない、寝つきや睡眠が悪くて心配、などと医者に報告したら、医者は詳しい話を聞く前に「それなら何か出してみよう」とすぐに投薬をしてくれたというケースがよくある。

それによって、興奮はしなくなった、落ち着きも出た、睡眠もよくなった。ところが、日中の活気がなくなり、食事の時もぼんやりして集中できない、前のような笑顔

がなくなってしまった、あるいは、朝の目覚めが悪くなり、時にはトイレ誘導前に失禁もするようになった。これは、薬が始まってからの変化に違いない、そうなら薬の影響や副作用ではないのか。でも、確信がないから医者に言えない。医者のほうからその後の様子を聞いてくれないかと思うが、医者はもうその薬を出したことも忘れているようにみえる。

介護や看護は以前より楽になった。これでよかったと言う他の家族や看護の同僚もいる。しかし本人の生活は豊かになったのか。心地よくなったのか。元気に楽しく、幸せになったのか。自分が感じていた介護や看護の不都合と困りごとを、医者に言っただけだったのではないか。本人がより気持ちよく過ごせることを考えていたのか。そう思って、医者に言ったことを心の底から後悔する家族や介護職の話を聞くこともある。もっとうまく伝える方法はなかったのか。

†医者に頼る前に……という問いかけ

第一の問題は、看護・介護職の意識の問題である。どこまで医師に頼るか、医師をあてにするかということである。先に挙げた例でいえば、興奮が多い、寝つきが悪いという程度のことで医者に頼るのか、ということである。看護・介護職自身が、どうして興奮するのか、どうして寝つきが悪いのか、その原因を考え、自分たちの工夫と力で解決できないか、ということだ。

一方、一般の介護する家族なら、医師をあてにするのは当然であり、対応に困るような状態の原因がわからなくても致し方ない。初めて介護を経験している家族であれば、どうして興奮するのか、どうして寝つきが悪いのかを自分で考えて対処するということは至難なことだ。やはり医師や介護専門職の人に相談してみるのがよい。

第二の問題は、言うまでもないが、医者の意識である。認知症の人の「困った行動」は、話してもわからないし聞いても覚えていないのだから、薬を出してなんとかすればいい、などと、安直に考えてしまっている医者がまだ多い。

さらには、認知症の人は「困った行動をするものだ」という固定観念(つまり偏見である)を根強く持っている医者も少ないとはいえない。非常に残念なことであるが、それが現実であることを看護・介護職もぜひとも知っておく必要がある。こういう医者には、困った看護・介護職が頼めばすぐに薬が出る。偏見に基づいた処方と言うしかない。

「医者が介護やケアのことに口を出しても、介護者を余計に悩ませるだけだ。介護者は一所懸命やっているのだから、医者は薬を出して助ければいい」と、あたかも「介護者が常に最良の介護をしている」と「性善説」で考えている医者もいる。また、これと似ているが、「介護は医者が考える問題ではない」と単純化して割り切り、「薬を出すのが医者の仕事なのだから」と、言われるがまま処方する医者もいる。

大事なことは何なのか。認知症の人に限らない。人の感情と生活リズムの安定には、その心情を尊重されることや生活の仕方が大切なのである。介護する家族や、看護・介護職は、そのことを改めて考えたい。

心情や生活が乱されれば、気持ちが高ぶったり、ふだん出ないような声が出たりすることも起きる。それをしっかりわかっている意識の高い医者もいないわけではない。その医師にも、すぐに正解はない。実際に介護している家族や看護・介護職から実情を聴いて、アドバイスにとどめるか、薬を出すか判断するしかない。

薬にだけ頼ってしまうという医師の姿勢には、認知症臨床の構造的な問題もある。

†医者は脳と心の両方をみる

医学の世界で認知症をみる医者は、伝統的に神経病理を専門とする人たちだった。これは、脳神経内科でも精神科でも同じである。

神経病理とは、主に亡くなった人の脳を解剖し、脳の構造や脳神経細胞を研究する学問である。これが医学に果たした役割はもちろん非常に大きい。人物の幻視症状でよく知られるようになったレビー小体型認知症も、つい二十五年余り前に神経病理の研究から新たに発見された病名である。

言うまでもなく、この人たちの関心は脳にある。脳の変化でどんな症状が生じるのか、と考えるクセがついている。言い換えれば、認知症の人の言動をみたら、それが脳のどんな変化から生まれたのかと考えてしまうのである。これを生物学的視点というう。生物学的視点の医者は、精神科医であったとしても、人の心の働きといったものには関心が薄く、対話や面接で心理的に治療をするといったことなど思いもつかない。

それも無理はない。人の脳とばかり「対話」してきたのである。

一方で精神科には、生物学的視点でみるのではなく、心理や精神病理（精神の働き）に強く関心を持ち、対話や面接で治療を行う人たちも多くいる。心理学（精神病理学）的視点である。

ところが、その医師が対象とするのは、家族関係や恋愛や学校、職場の対人関係などで悩みを抱える若い人、仕事をしている年齢の人たちが大半だった。高齢者を対象にすることは少なく、まして認知症はもとより対象外であった。認知症は「脳の病気」で、心をみつめ対話できるような病気ではないと考えているからである。その意味で、心理を得意とする医師も、認知症の人を前にすれば結局、生物学的視点の人と同じなのである。

では、認知症の人の心をだれがみるのか。みる医師がいなかった。認知症の人は、生物学的視点と心理学的視点の谷間に落ち込んでしまっていたのである。結果、看護・介護職が中心となって認知症の人の心理に向き合うほかない現状が生まれた。

しかし、認知症の人の症状は、脳が生んだ症状だけではなく、心理が関わった症状も非常に多いことは、誠実に取り組んでいる看護・介護職の人ならだれでもわかっている。医師は、両方の視点をもって認知症の治療にあたる必要がある。精神科医であればなおさらである。

投薬に走らないための医者への問いかけ

認知症に対してさまざまな意識を持っている医者に、どう「困った事態」を伝えるか。正解はなかなかないが、まず認知症の行動心理症状（BPSD）だけをそのまま伝えないことである。BPSDは認知症のせいだと盲信《もうしん》している医者であれば、薬を出すことしか思いつかない。

一番望みたいのは、その原因を考えてもらうことなのである。BPSDが悪化する原因のベスト3として指摘されているのは、①身体的不調、②服用中の薬の悪影響③環境要因、である。介護・看護者からBPSDを聞かされたら、この順番で考えてくれる医者がたくさんいてくれないと困る。ところが、このことがまだまだ知られていない。脳の視点からしか考えていない医者には思いつかない。

医者に介護で困っている状況を伝えるなら、「最近このようなことがあるが、どうしてなんでしょう」と医者に問いかけたい。医者が、最近の身体の調子、薬の種類や量の変化、住環境や対人環境の変化を聞いてくれたら、それを話して、一緒に原因を考えたい。この信頼できる良医に従い、離れてはいけない。

もし、医者から問われないなら、自分から話して、ともに考える方向に進めたい。逆にここですぐ、「そりゃ認知症のせいだ」とか「認知症が進んだせいだろう」という医者がいたら、薬をもらわずに「介護・看護の見方でもう一度考えてみます」と宣言して、すぐ席を立つべきだ。

注意してほしいのは、介護職の人たちは、身体面の変化の察知には弱いことである。もちろん優秀な人なら、顔色を見ただけで身体不調を言い当てるかもしれない。そうでない人は、看護職の知恵と経験を借りてほしい。看護職の人は、ＢＰＳＤをみたら身体不調がないか可能な範囲で身体チェックをし、服用薬剤を確認してほしい。疑いがみつかれば、看護・介護職だけで対処できることはきっとある。

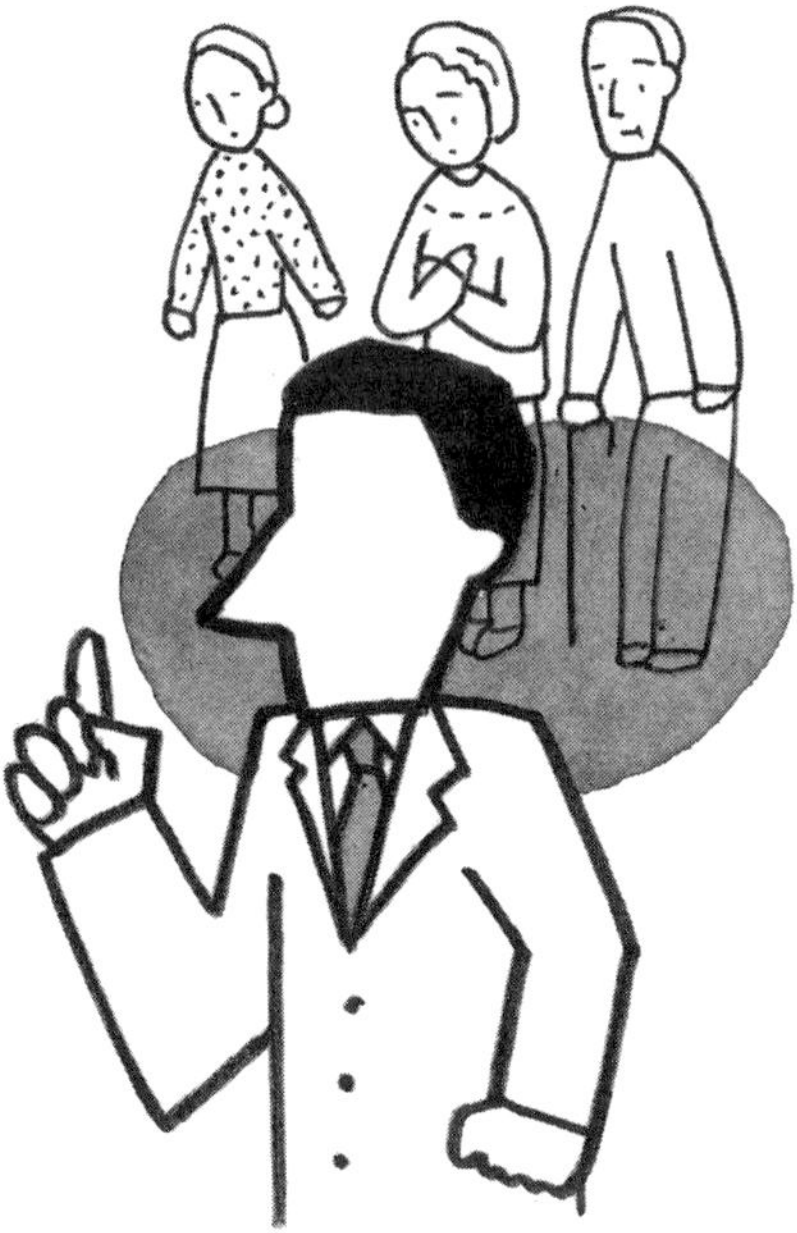

†看護・介護職はミニドクターになるな

昔ある病院でこんなうわさを聞いたことがある。不穏や不眠で対応に困った認知症の患者に、夜勤の看護師が勝手に薬を「処方」して飲ませている。「不穏・不眠時」の頓用《とんよう》処方指示は医師から出ていたが、その錠数《じょうすう》を増やしたり、「何回まで投与可」という回数制限を超えて投与したりしている。「先生は夜の患者さんの状態をわかっていない。先生が指示した薬じゃとても足りない」という言い分も聞こえてきた。

もしうわさが事実なら重大な規則違反である。それ以上に問題だと思うのは、看護的関わりによって患者の気持ちや行動を穏やかにするという看護の基本をまったく放棄していることだ。もはや看護師ではなく、「医学依存」のミニドクターである。

医学（医師）が前面に出るべき時、看護・介護（看護師、介護職）が前面に出るべき時が、それぞれにある。認知症の人に対する通常の医療やケアでは、後者の役割が圧倒的に大きく大切なはずだ。

看護・介護職が医学を勉強し頼ることは好ましい。しかし、自らの本質を忘れてほしくない。この「うわさ」事例ほどではないが、「医学依存」の状況に関わることが少なくない。

90歳の物忘れ……「医学依存」にしたくない

90歳の女性が物忘れをするようになった。昨日の話や先の予定を忘れ、二人暮らしの二つ年上の夫が教えても思い出せない。それでも協力すれば、料理を含めた家事はこなせるし、夫と買い物や外出を楽しむことはできる。近くには息子一家も住んでおり、夫はあまり気にしないようにしていた。

近所の人が地域包括支援センターの人と知り合いで、スタッフの介護職から介護保険サービスの導入を強く勧められた。女性は認知症疾患医療センターにもなっている病院を受診し、診察とMRI検査などを受けて、アルツハイマー型認知症の初期と診断され、抗認知症薬を処方された。通院しながらも認知機能の低下は少しずつ進んだ。要介護1と認定されたが、夫との時間が楽しいといってデイサービスやヘルパーなどは利用せず、夫の助けで生活している。

――この女性に医療は必要だったのだろうか。「早期発見、早期介入」の方針から、すぐに医療（医学）的介入が勧められるのが常だ。たしかに、介護保険サービスには「主治医意見書」が必要だが、かかりつけの内科医でよかったのではないか。

90歳になればもう半数以上が認知症なのに、効果のはっきりしない抗認知症薬も必要だったのか。元気で夫との生活を楽しめて、近隣に家族もいるのであれば、新たな認知症医療など必要なく、緊急時に介護介入できるという情報提供だけでもよいかもしれない。ケースごとに医療介入の必要性がどの程度かの見極めが重要だと思われる。

†認知症の進行と考えずわが身を振り返る

アルツハイマー型認知症の70歳男性が、以前より怒りっぽくなり、寝つきも悪くなったと、同居している妻からケアマネージャー（ケアマネ）に報告があった。ケアマネは「認知症が進んだのかもしれませんね」と話し、通院している物忘れ外来に早めに行くよう促した。外来では、医師が「少し鎮静系の認知症の薬を出しましょう」と応じ、抗認知症薬が1種類増えたが、男性の様子はほとんど変わらなかった。

——なぜ、「怒りっぽい」や「寝つきの悪さ」が、認知症の進行という評価になるのだろうか。認知症の行動心理症状（BPSD）が、認知症の進行に従って悪化していくものだと、間違って信じられているのではないか。怒りっぽさや不眠が現れやすい時期があるとすれば、認知症の初期、軽度な時期である。現実や周囲の出来事がまだよくわかり、それに対し感情や心理が乱されやすい時期だからである。

これは、医療・医学に頼る場面ではない。焦点を当てるべきは、妻の態度や対応である。

認知症の中核症状が徐々に進んで、妻が男性の言動にいらいらし、きつい言い方をすることが増えていないか、眉間《みけん》にしわを寄せ怖い顔をして男性に向かう時間が長くなっていないか。そのことこそケアマネはやんわりと問いただし、それが怒りっぽさや入眠困難の原因である可能性があることを話したうえで、妻への促しやお願いをするべきだろう。

妻の態度はある意味無理もないことであり、そのことへの共感も必要だ。しかし、それで男性の感情を乱すことは、男性を傷つけるだけでなく、介護も余計大変にすることを妻には理解してもらう。

医師の対応も夫婦のふだんの関係や男性の心情への理解がまったくなく、論外であるが、残念ながらこれは精神科医であってもよくあることだと言わざるを得ない。介護職はこんな間違った「医学」に流されないようにしてほしい。

†医師の意識が一番遅れている

本書では、一般の人々や医療・介護職の人たちが「困った問題を治さなければ」という意識でみることが大きな心得違いであり、認知症をめぐる状況をますます困難にするという指摘をしてきた。治らない障害である認知症を、社会の人々が「治さなくてもいい」「そのままでいい」と受け入れるように変わるべきだと願い、この数年間、そのことを各地の講演でも訴えてきた。

講演をしていて感じることは、一般の人たちに認知症という病気や介護の知識がかなり広まってきたということだ。すでに述べたが、時には、「アミロイドが認知症の原因とわかって、その薬ができるとNHKでやっていた」と、医学的に高度な内容が質問されることもある。研究熱心な人たちに対して、メディアの伝え方に問題が多いと感じざるを得ない。

また、介護についてよく勉強している人たちから、「医師は、患者本人を尊重する研修をしているのか」と、認知症の本人と話をしないことへの鋭い批判が出ることもあった。これには、医学界の意識はそのような研修をするまでに達していないと、謝罪をこめて答えるほかない。

このような進んだ意識を持つ一般の人たちに触れると、認知症について一番旧態依然として意識の遅れているのは、医療者ではないかと強く思わされる。医療者の中でもとくに診療にあたる医師である。

†医学モデルから生活モデルへ

最近のある講演会で一般の方から「他のお医者さんの講演で認知症は治ると聞きました。先生の話と違います」という声が出て、驚かされた。医師の言う「治る」が根治するという意味だとすれば、それは明らかに間違いだ。認知症が「治った」としたら、それはもともと認知症ではなかったことになる。医師の発言は、体調変化や服用中の薬の加減で認知症が一時的に悪化したものを元の程度の認知症の状態に戻す、という意味を含んでいるのだろうと推察するが、誤解を与える。

治せない病気であっても、治しましょうと言いたいのが医師なのか。その背景には、医師が縛られる「医学モデル」がある。問診と検査をして診断を行い、治療のために薬を処方し医療的処置をするという「医学モデル」。

治る可能性のある病気や改善していく可能性のある病気ならこれでよいが、認知症に対してこのような方法は、半分も診療できていないことに気づくべきだ。正確な診断と処方は医師の最低限の仕事であり、そこから、「生活モデル」である「本人の生活と心情を少しでも豊かにする」という本当の意味での治療が始まるはずなのだ。

認知症を長寿のあかしと受け入れ、認知症の人を尊重し迎える社会へと意識が変わるためには、メディアと認知症の専門家こそが変わらなくてはいけない。ＮＨＫや新聞などのメディアは最近、認知症という障害を抱えた本人に注目を向けるようになり、ゆっくりだが良い変化の兆しがある。社会が変われるかどうかは、医師を筆頭に医療者にかかっているようにみえる。

参考文献

有吉佐和子『恍惚の人』新潮社、1972年初版

上田諭『治さなくてよい認知症』日本評論社、2014年

上田諭『高齢者うつを治す「身体性」の病に薬は不可欠』日本評論社、2021年

Ossenkoppele R, Jansen WJ, Rabinovici GD et al. Prevalence of amyloid PET positivity in dementia syndromes: a meta-analysis. *Journal of the American Medical Association* 313: 1939–1950, 2015.（健常高齢者でもアミロイド陽性が増えることについて）

小田陽彦「抗認知症薬の意義」『精神科』23巻、科学評論社、234―238頁、2013年

Kabeshita Y, Adachi H, Matsushita M et al. Sleep disturbances are key symptoms of very early stage Alzheimer disease with behavioral and psychological symptoms: a Japan multi-center cross-sectional study (J-BIRD). *International Journal of Geriatric Psychiatry* 32: 222–230, 2017.（アパシーの多さについて）

Kivimäki M, Singh-Manoux A, Pentti J et al. Physical inactivity, cardiometabolic disease, and risk of dementia: an individual-participant meta-analysis. *British Medical Journal*

365: 1 1495, 2019.（運動不足が認知症の危険因子ではないことについて）
エリザベス・キューブラー・ロス著、鈴木晶訳『死ぬ瞬間　死とその過程について』中公文庫、２００１年（原著初版は１９６９年）
Shimabukuro J, Awata S, Matsuoka H. Behavioral and psychological symptoms of dementia characteristic of mild Alzheimer patients. *Psychiatry and Clinical Neuroscience* 59: 274–279, 2005.（アパシーの多さについて）
高橋幸男「認知症の人とともに生きる」『Dementia Japan』32巻、日本認知症学会誌、89―98頁、２０１８年
長谷川和夫『ボクはやっと認知症のことがわかった　自らも認知症になった専門医が、日本人に伝えたい遺言』ＫＡＤＯＫＡＷＡ、２０１９年
Brasure M, Desai P, Davila H et al. Physical Activity Interventions in Preventing Cognitive Decline and Alzheimer-Type Dementia: A Systematic Review. *Annals of Internal Medicine* 168: 30–38, 2018.（運動に認知症予防の効果がないことについて）
ペ・ホス『〝理由を探る〟認知症ケア　関わり方が１８０度変わる本』メディカルパブリケーションズ、２０１４年
本田美和子、イヴ・ジネスト、ロゼット・マレスコッティ『ユマニチュード入門』医学書院、

２０１４年

Yamanaka K, Todo N, Yoshizawa M et al. Cross-sectional survey of the replacement of the Japanese term for dementia: Did it reduce discomfort in family members? *Brain Behavior* 11: e02012, 2021.（「ニンチ」という言い方が認知症家族に不快感を与えることについて）

山本朋史『ボケてたまるか！　62歳記者認知症早期治療実体験ルポ』朝日新聞出版、２０１４年

鷲見幸彦（監著）『はじめての認知症看護　あなたの患者さんが認知症だったらどうする？』エクスナレッジ、２０１４年

和田攻、南裕子、小峰光博総編集『看護大辞典』医学書院、２００２年

和田行男「ふつうのことをふつうに　受け止めのプロフェッショナルとして」『認知症によりそう「治す」から「あるがまま」へ』上田諭編『こころの科学』増刊、日本評論社、44―49頁、２０１５年

おわりに

精神科医師になってから25年間、私は高齢者の方を中心に診療にあたってきました。本書で述べた私の見方や主張は、これまで600人以上の認知症の方やご家族と対話し、ともに考えてきた経験から生まれたものです。多くの人たちの迷いと悩みを聴き、ともに考えたことを通じて、認知症とどう向き合っていくべきか、自分の信念というべきものができたのです。

7年前に『治さなくてよい認知症』(日本評論社)という本を出しました。認知症は治らないものであり、治そうとして本人を変えようとすることが、認知症にまつわる多くの困りごとのもとになっているという問題提起でした。看護・介護に関わる人たちからは、「本人を尊重するケアはやっぱり正しかったと、励まされた」との声を多くいただきましたが、医師からは「薬でも何でもして治さなきゃだめだろう」という反論も受け、議論もしました。一方、認知症の介護にあたる家族(大阪府堺市の若年認知症の人と家族と地域の支え合いの会「希望の灯」）には、認知症で絶望しても読むと「前を向ける本」に選んでもらえました（2018年8月14日「朝日新聞」）。

私の信念が悩む人に勇気を与えたのなら、これほど嬉しいことはなく、前著の続編にあたるものを書くことにしたのが、本書です。前著では最後に、これから変わるべき課題として、従来の診断・治療という「医学モデル」でしか考えられない医師の意識と、「介護者視点」と予防・治療ばかりのメディアの姿勢を挙げていました。

この7年でどうなったでしょうか。

認知症をめぐる状況には好ましい変化がありました。認知症の人たち自身でつくる「日本認知症ワーキンググループ」が発足し、いろいろな課題に提言を始めたことです。にもかかわらず、医師の意識は変わっていません。薬や治療より、張り合いのある生活が一番大事という「生活モデル」の姿勢はなかなか持てません。

一方、新聞やテレビなどメディアの認知症に対する見方は少しずつ変化してきました。以前は認知症を困った問題の原因とみて、それに翻弄《ほんろう》される人と状況ばかりを報じていた全国紙は、認知症の人の生き方に目を向け、本人を尊重しようとする姿勢になってきました。介護者視点への偏りが見直されたのは、とても喜ばしいことです。

NHKの看板番組「NHKスペシャル」は、「認知症を治せ!」「アルツハイマー病をくい止めろ!」などのテーマで、これで予防でき、治せるようになるという情報をかつては毎年のように放送していました。実現可能性が不確実な情報の提供はやめて、どうして「認知症を受け止めろ!」という番組を作らないのか。いつもそう感じていました。ようやく2015年の番組では、「認知症は治そうと思わなくていい」という見方が語られ、やっと気付いてくれたのかと涙が出そうになりました。

新聞やテレビなどメディアのあり方は、社会の人々の見方に大きな影響を与えます。認知症を問題視してきた見方が少しずつでも変わっていくことで、認知症の人を「そのままでいい」とふつうに受け入れる社会、だれもがひけ目なく堂々と認知症になれる社会になっていく。それを願わずにいられません。

本書は、雑誌「医療と介護Next」(メディカ出版)に2015年2月から2019年12月まで連載した「認知症そのままでいい」の内容を再構成し、加筆・修正したものです。本にできたのは、筑摩書房新書編集部の伊藤笑子さんと河内卓さんの尽力のおかげです。

なお、本書で紹介した認知症などの具体例は、本質に関わる部分だけを現実の症例に即し、他の部分を改変していることをお断りします。また、本書ではコロナ禍との関連については触れませんでした。この新たな感染症は、人々の生活を大きく変えました。認知症の人たちにも少なからず影響が及んでいますが、私にはいまだ現実がよくつかめていません。今後、改めて考える機会を持ちたいと思います。

本書が、認知症の人にとっては好ましい環境に向かう追い風に、また認知症の人の家族にとっては「前を向ける」助けになれるよう、祈ります。

２０２１年５月

上田　諭

ちくま新書
1584

認知症《にんちしょう》そのままでいい

二〇二一年七月一〇日　第一刷発行

著者　上田　諭（うえだ・さとし）

発行者　喜入冬子

発行所　株式会社　筑摩書房
東京都台東区蔵前二-五-三　郵便番号一一一-八七五五
電話番号〇三-五六八七-二六〇一（代表）

装幀者　間村俊一

印刷・製本　株式会社　精興社

ISBN978-4-480-07409-6 C0247